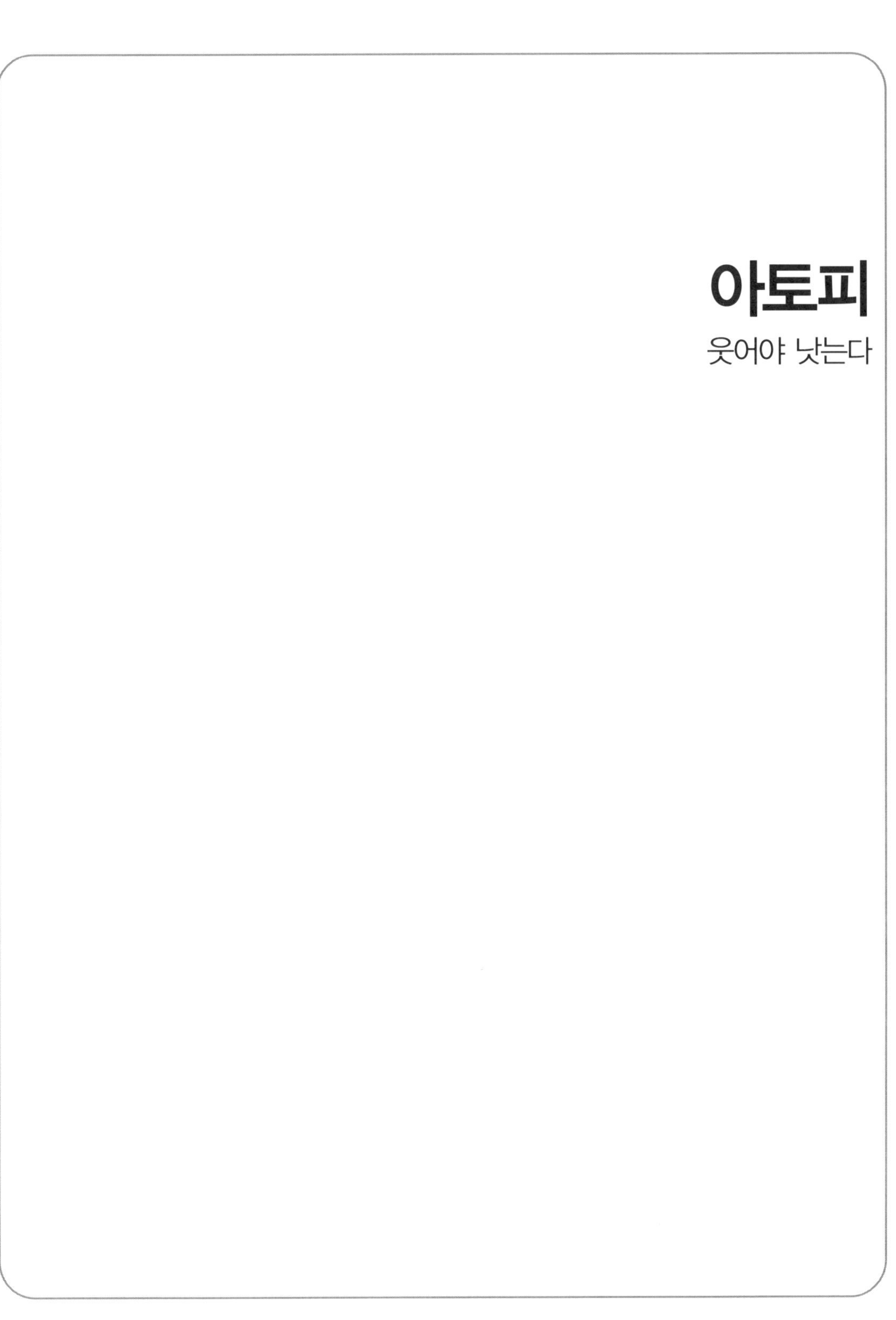
아토피
웃어야 낫는다

아토피, 웃어야 낫는다

2005년 11월 25일 초판1쇄 찍음
2005년 11월 30일 초판1쇄 펴냄

지은이 | 신소영
펴낸이 | 신성모

펴낸곳 | 북&월드
등   록 | 2000년 11월 23일 제10-2073호
주   소 | 서울시 마포구 합정동 385-3 2층
전   화 | 02-326-1013
팩   스 | 02-326-0232
이메일 | gochr@hanmail.net

ⓒ신소영, 2005. Printed in Seoul Korea

* 책값은 뒤표지에 표기되어 있습니다.
* 파본은 구입하신 서점에서 교환해 드립니다.

국립중앙도서관 출판시도서목록(CIP)

아토피, 웃어야 낫는다 : 승우 엄마의 아토피 육아 제안/ 신소영 지음.
-- 서울 : 북&월드, 2005
p. ;   cm

ISBN 89-90370-64-7 03510 : \9500

598.1-KDC4
649.1-DDC21   CIP2005002448

아토피 웃어야 낫는다

승우 엄마의 아토피 육아 제안 | 신소영 지음

아토피 치료, 어떻게 해야 할까?
아토피만 낫는다면 그 무엇도 희생할 수 있을까?
아토피 치료도 아이의 건강한 성장도 중요하다!
엄마 스스로 많이 웃고 사랑하며,
아이의 성장에 관심을 가질 때
아토피 치료에도 성공하고,
당당하고 밝은 아이로 키울 수 있다.

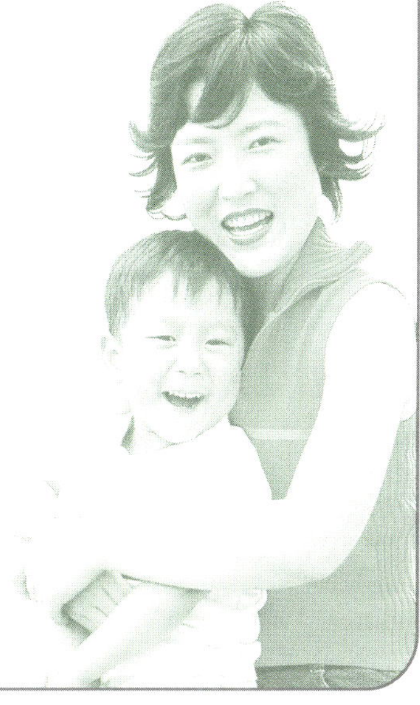

북&월드

내가 대신 아파줄 수만 있다면…

난 아토피 아이를 둔 엄마다. 병원에서 '아이가 죽을 수도 있다'고 이야기할 정도로 중증 아토피를 앓았던 아이를 키워낸 엄마다. 아이가 태어나서부터 3년간, 아토피와 사투를 벌이면서 깨달은 것은 역설적이게도 '오로지 아토피에만 매달리면 정작 고통의 당사자인 아이가 잘 보이지 않게 된다'는 사실이다.

건강한 아이를 둔 부모라면 아이가 기고 앉고 걷는 모든 것에 관심을 기울이며 조금만 그것이 늦어도 조바심치는데, 아토피 아이를 키우는 부모는 아토피 외에는 도통 관심을 가질 여력이 없다. 아토피 치료가 절체절명의 최우선 과제이기 때문이다. 내가 만난 대개의 아토피 아이들은 신경질적이고 까다로웠다. 그러나 아이가 늘 짜증스러워하고 우는 것도 부모는 "아토피니까" 하고 어쩔 수 없는 일로만 받아들인다. 아이의 성격과 인성 문제도 '완치 후'의 일로 미뤄진다. 그러나 몸이 아프지 않은 것도 중요하지만, 우울증과 대인기피증 같은 아토피 환자들의 정신적·정서적 문제 역시 무시할 수 없는 복병이다. 더욱 중요한 것은 고통과 싸우는 아이의 마음을 다스려주고 정서적 안정을 꾀하는 것이 아토피 치유에 결정적으로 기여한다는 점이다. 아토피 아이를 둔 부모들이 이 점을 소홀히 하는 게 나는 늘 안타까웠다.

이 책에는 "이런 치료법으로 내 아이를 고쳤다"는 식의 특별한 아토피 치료비법이 들어 있지 않다. 풍욕이나 냉온욕 같은 자연건강법은 이제 아토피 아이를 둔 엄마라면 한두 번은 들어 보았을 정도로 대중화되었으니 새로울 것도 없다. 그러나 그 험난한 자연건강법의 치료 과정을 '아이와의 정서적 교감'에 보다 유의하며 겪어낸 나의 경험이 아직 자연건강법의 선택을 주저하는 이들에게 조금은 도움이 되리라 본다. 그래서 치료의 세세한 과정을 얘기하는 동시에, 아이를 어떻게 밝고 명랑하게 키울 것인가, 이 힘든 과정을 엄마가 어떻게 버텨나갈 것인가에 대한 고민과 내 나름의 해결책도 담았다. 따라서 아토피 아이의 스트레스, 그리고 아토피 아이를 돌보는 엄마의 스트레스를 어떻게 풀어야 할 것인지 역시 이 책이 담고 있는 핵심 내용의 하나인 셈이다.

아토피 아이들은 참을 수 없는 가려움과 치료에 따르는 고통과 두려움, 먹을거리에 대한 욕구 불만, 이상하게 쳐다보는 주위 사람들의 시선 등 수없이 많은 스트레스 상황에 직면하게 된다. 그렇게 아이가 스트레스를 받을 때마다 아토피 증상은 어김없이 악화되곤 했다. 그리고 대인기피증과 우울증에 시달리는 성인 아토피 환자들을 보면서 내 아이도 저렇게 될까 싶어 노심초사했다. '기왕 하는 것 웃으면서 해보자'고 마음먹은 뒤 아토피가 좋아지는 것을 경험하면서, 그리고 아이가 긁지 못하도록 손을 묶어놓던 어떤 엄마가 아이의 손을 풀어놓자마자 증상이 호전되는 것을 보면서 스트레스 관리가 얼마나 중요한지를 깨달았다.

아이의 스트레스를 낮추려면 무엇보다 아이에게 결정적인 영향을 주는 엄마가 밝고 건강해져야 한다. 좋다는 병원, 약, 온갖 민간요법을 종용하는 주변 사람들, 가사와 간호로 인한 극도의 육체적 피로, 비협조적인 남편, 아이에 대한 죄책감…. 이런 스트레스 때문에 엄마 역시 우울증에 빠지기 쉽다. 아이의 아토피 때문에 갈등을 겪다 이혼의 위기를 겪는 부부들도 종종 있다. 스트레스야말로 아토피보다 무서운 질병이 아닐까 싶다. 나 역시 이런 절망적인 순간들을 겪어냈다. 그때 누군가 옆에서 "조금만 참으면 길이 보인다"고, "이런 문제는 이렇게 해결하라"고 조언해 주었더라면 지난 3년간의 세월이 조금은 더 쉽지 않았을까 싶다.

이제 우리 아이 승우는 청계산을 뛰어올라갈 만큼 건강해졌다. 조바심쳤던 성장과 인성 발달 역시 아직까지는 별다른 문제가 없어 보인다. 다른 아토피 엄마들보다 딱 한 발자국 먼저 걸었던 선배 엄마로서 "엄마, 당신부터 좀 편안해지고 건강해지세요"라고 조언하고 싶다. 그래야 아이도 엄마의 웃는 얼굴을 보며 아토피와 싸울 힘을 얻을 거라고 말이다. 아이는 당신이 힘들어하는 것보다 더 힘들다고, 그러니 꿋꿋하게 아토피와 맞서 싸우고 있는 아이에게 고마워하라고 말이다. 시간이 생각보다 오래 걸리더라도, 결국 아이의 아토피는 나을 것이고 그때까지 엄마와 아이 모두 웃으면서 살자고 말이다.

이따금 승우의 아토피 덕분에 얻은 것들을 생각해보게 된다. 심성

고운 사람들과 인연을 맺게 된 것을 보면 어쩌면 아토피는 행운이 아니었을까 하는 생각이 때론 들 정도다. 아이가 아토피인 것도 행운이고, 내가 자연건강법을 포기하고 싶을 때 잘 붙잡고 의지할 수 있게 도와준 남편이 있어 행운이고, 자연건강법을 할 수 있게 도와준 부모님들이 계신 게 행운이었다. 그리고 무엇보다 고통받는 아이를 둔 부모의 마음을 이해해주고 기쁘게 자신을 희생해준 강원도의 친구 전점순과 그 가족들이 있어서 행운이었다.

'수수팥떡' 모임의 많은 엄마들이 "다른 사람들에게 선뜻 자연건강법을 권하기 어렵다"고 이야기한다. 자연건강법이 얼마나 엄마들에게 힘든 것인지 잘 알고 있기 때문이다. 나 역시 자연건강법을 포기하고 싶은 순간이 많았지만 그때마다 주위에 계신 분들께 위로와 힘을 얻곤 했다. 우선 고민하는 내게 늘 적절한 도움을 주신 '수수팥떡' 최민희 대표와 신라영 총무께 감사드린다. 주부로서는 빵점인 아내를 잘 이해해주고 아이를 위해 말없이 헌신한 나의 남편 한윤섭 씨에게도 감사드린다. 책을 쓰기까지 물심양면 지원을 아끼지 않은 민현진 님도 빼놓을 수 없을 것이다. 그리고 자연건강법을 하면서 서로 의지했던 '아토피 가족'들, 나동훈, 고동훈, 민정, 푸름, 정우, 소연, 은섭, 수현, 지은, 현송, 윤서, 연우, 경주, 재완, 가빈이 가족, 민이 엄마에도 감사를 드린다.

마지막으로 내가 '엄마'라고 불릴 수 있게 해준 승우에게 사랑을 전하고 싶다.

2005년 11월
승우 엄마 신소영

차례

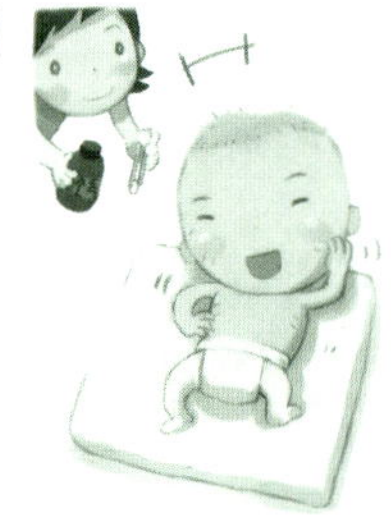

1장 치료만큼 중요한 아이의 인성 발달
아토피 아이는 성격도 괴팍하다?

빨간 얼굴의 아기 괴물 • 12

아토피가 심해도 성장발달부터 체크하자 • 17

엄마, 왜 날 보고 다들 찡그려요? • 22

아토피 아이가 겪는 사회적 폭력 • 25

그래도 개구쟁이가 좋다 • 29

2장 아이의 스트레스는 낮추고 감성지수는 높인다
중증 아토피를 앓아도 행복한 아이

희망은 키우고 스트레스는 줄이고 • 34

차라리 굵게 내버려둬라 • 37

갓난아기 때부터 대화를 시작하자 • 42

잠든 직후에 꼭 말을 걸어야 하는 이유 • 45

못 알아듣는다는 건 어른의 생각일 뿐이다 • 49

아이의 고집, 꼭 꺾어야 할까? • 52

더 넓은 세계를 보여주는 방법, 여행 • 57

아이를 세상 속으로 내보내기 위하여 • 63

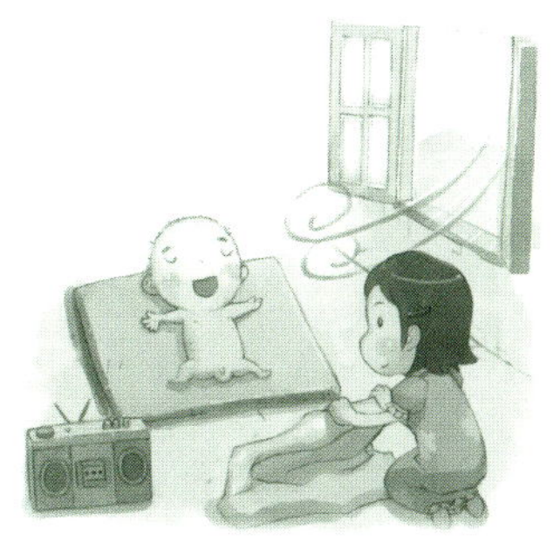

3장 아토피 아이의 엄마를 괴롭히는 스트레스
아픈 아이, 미칠 것 같은 엄마

아토피 때문에 흔들렸던 우리 가정 · 70

아이와 잠시만이라도 떨어져보자 · 77

스트레스? 남편이 움직이면 다 풀린다 · 87

스트레스보다 무서운 수면 부족 · 93

가족들의 만만찮은 반대, 이렇게 해결하자 · 99

가족을 설득하면 천하를 얻는다 · 103

옆집 아이의 아토피와 비교하지 말라 · 106

'날라리' 엄마가 스트레스도 적다 · 108

아토피 스트레스는 '아토피 모임'으로 극복하자 · 113

4장 아토피를 이겨내는 자연건강법 이야기
물 · 바람 · 햇볕… 고맙습니다

지독한 명현과 의사의 사망 경고 · 118

짧지만 행복했던 강원도 피난기 · 124

풍욕, 욕심 내지 말고 아이에게 맞춰서 하자 · 129

해보면 안다! 냉온욕의 놀라운 힘 · 138

목욕탕에서 냉온욕하기 · 140

내가 경험한 아토피 치료법과 치료제 · 145

5장 아토피 치료의 키워드, 먹을거리 이야기
아토피 엄마의 음식 철학

아토피 아이를 위한 최고의 선물, 모유 • 156

먹고 죽은 귀신이 때깔도 좋다고? • 162

그래도 이것만은 먹일 수 없다! • 165

못 먹는 음식과 안 먹는 음식 • 169

아이와 먹을거리로 다투지 말자 • 172

재료는 최상으로, 조리는 최소한으로! • 176

후닥닥 싸는 초간편 도시락 • 184

불편하고 느리게, 진짜 웰빙의 시작 • 190

맺음말 세상의 모든 아이들을 위해 • 196

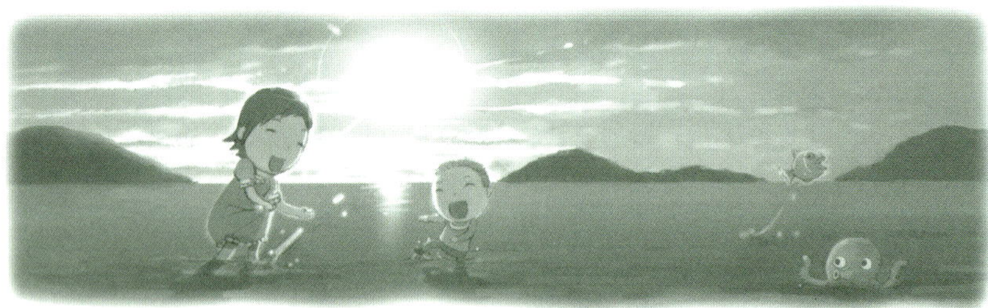

1장

치료만큼 중요한 아이의 인성 발달

아토피 아이는 성격도 괴팍하다?

아토피를 앓고 있는 아이들에게 가장 중요한 것은
아토피 자체를 치료하는 것이 아니다. 멀리 내다본다면 또래 아이들과
똑같은 발달과정을 밟을 수 있도록 하는 것이야말로 아토피, 아니
육아의 가장 중요한 목표가 아닌가. '낫기만 하면' 이라는 함정에 빠지지
않으려면, 그래서 아토피는 나았지만 비뚤어진 성격과 뒤떨어지는 발달 상태로
고민하지 않으려면 아이의 발달에 주목해야 한다.
생명의 위협을 느낄 만큼 심했던 승우의 아토피 증상과 함께
그 또래 아이들처럼 환한 개구쟁이로 키우기까지, 승우 엄마가
놓치지 않은 훈육 원칙을 짚어보았다.

빨간 얼굴의 아기 괴물

어릴 적 승우의 별명은 셀 수도 없이 많았다. '토마토 괴물' '화상 입은 아이' '얼굴 빨간 아기' '곰발바닥' '거북이 등껍질' '정육점의 빨간 고기' '파충류 얼굴' …. 하나같이 듣기에도 끔찍한 것들이었다. 천사처럼 보여야 할 내 아이의 얼굴은, 엄마인 내가 봐도 끔찍할 만큼 흉측한 모습이었다. 한창 아토피가 심할 무렵에는 도저히 사진을 찍을 수 없었기에 많이 나아졌다 싶었을 때 찍은 사진을 보여주어도 남들은 "아토피가 정말 심했네요"라고 할 정도다.

승우의 아토피는 생후 4주가 되어갈 무렵에 시작됐다. 얼굴이 거칠 어지더니 발진이 생기며 빨갛게 변했다. 사실 그 전까지는 자연건강법 을 꾸준히 실천하고 있었기에 아이에게 아토피가 찾아올 줄은 생각도 하지 못했다. 임신 7개월 무렵부터 서서히 유기농산물로 바꾸고 인스턴트 음식을 끊기 시작했으며 출산 직후에는 100분 나체요법과 3일 단식까지 실천했으니 나름대로 ‘준비된 엄마’ 라고 생각하고 있던 터였다.

모유를 먹이고 있던 중이라 엄마인 내가 먹는 음식부터 단속하면서 풍욕과 냉온욕을 계속했다. 이러면 금세 나아지겠지 하는 기대를 갖고 있었다. 하지만 아이는 좀처럼 나아지지 않았고 오히려 점점 더 심해졌다. 생후 6주가 되자 아기가 몸을 긁기 시작했다. 아직 팔다리를 제 마음대로 움직이기도 어려운 아이가 오른쪽 발가락을 들어올려 왼쪽 무릎 뒤를 긁는 것이었다. 아이의 온몸에는 각질이 일어나기 시작했다. 그 작은 아기의 몸뚱이에서 쉴 새 없이 각질이 떨어져 내렸고 마치 눈이 내린 것처럼 이불과 방바닥에 하얗게 쌓이곤 했다.

친정아버지는 “멀쩡하던 아이가 갑자기 아프기 시작한 건 네가 자연건강법인지 뭔지를 해서 그런 것 아니냐”며 병원에 가라고 채근하셨다. 반신반의하면서 찾아간 소아과에서는 태열이니 조금 더 크면 없어질지도 모른다고 했다. 그리고 좀더 지켜보자는 말과 함께 연고를 처방해주었다. 한방에서는 좀 달리 보지 않을까 싶어 한의원을 찾았다. 한의원에서도 아기가 너무 어리니 엄마 젖을 먹이면서 좀더 자랄 때까지 기다리자고 했다. 이제 겨우 생후 6주 된 아기에게 독한 연고나 약을 쓸 수가 없으니 양·한방 모두에서 ‘기다리자’ 는 대답만 하는 것이었다.

그래서 곰곰이 생각해보았다. 왜 자연건강법을 실천하는데도 아이가 아프기 시작했을까? 우선 유전적인 요인이 가장 큰 것 같았다. 나 역시 어린 시절 심한 아토피(당시에는 아토피라는 병명이 없어서 여드름이나 피부병인 줄 알았는데, 지금 생각해보니 전형적인 아토피 증세였다)를 앓았고, 남편도 알레르기성 비염을 갖고 있었다. 이러니 아이는 100% 알레르기 체질을 타고날 수밖에 없는 셈이었다. 두번째, 임신 7개월부터 식생활을 바꾸고 풍욕을 시작했으나, 아이가 수정되어 임신이 될 당시에는 나쁜 식습관과 생활습관을 고스란히 갖고 있었다. 임신 후기부터 자연건강법을 한 것이 하지 않는 것보다는 나았겠지만, 그 전까지 엄마가 먹은 나쁜 음식과 몸 속 나쁜 것들이 틀림없이 태아에게도 전달되었을 터였다.

　　병원 치료도 생각해보았다. 하지만 간호사 시절 깨달은 것 중 하나가 '한 가지 효능을 갖고 있는 약은 두세 가지 이상의 부작용을 갖고 있다'는 것이다. 특히 아토피 치료제로 쓰이고 있는 스테로이드제와 항히스타민제를 오래 사용하면 심한 부작용에 시달리게 된다. 이런 약들은 증상을 잠시 가라앉히지만 약을 끊으면 억제되어 있던 증상들이 폭발적으로 터져 나와서 아이를 더 힘들게 하곤 했다. 아직까지 현대 의학으로도 아토피의 원인을 알아내는 것조차 어렵고, 더구나 원인 치료는 기대하기

100분 나체요법과 3일 단식

100분 나체요법은 니시의학에서 고안된 것으로, 신생아 황달을 막아주고 태변을 배설하도록 도와준다고 한다. 출생 직후부터 100분간 22℃의 실내에 아이를 벗겨두는 것이다. 3일 단식은 엄마의 젖이 돌 때까지 분유 등 다른 것은 일절 먹이지 않는 것으로, 태변이 모두 배출되도록 돕니다. 3일 전이라도 엄마 젖이 돌면 언제든 젖을 먹여도 된다. 자세한 방법은 웹사이트 '수수팥떡'이나 최민희 선생님의 책 『황금빛 똥을 누는 아이』를 참고한다.

어렵다. 결국 자연건강법을 통해 아이 몸의 면역력을 키워주는 것이
최선의 치료법이라고 생각하게 되었다.

　하지만 자연건강법은 제대로 실천하기가 몹시 어려웠다. 우선 '치
료법'이 아니라 '자연스럽게 인체의 면역력을 높이는 건강법'이다 보
니 아이 몸이 건강해질 때까지 아토피의 각종 증상과 계속해서 싸워야
한다. 몸 안에 있는 독소들이 빠져나가는 '명현 반응'은 때때로 참담
할 정도로 아이를 흉측하게 바꿔놓곤 했다. 승우는 극심한 명현을 1년
가까이 겪었다. 특히 진물이 흘러내리는 7개월의 명현 기간에는 죽지
못해 산다는 심정으로 아이와 함께 울면서 살았다. 진물은 아기의 옷
은 물론이고 내 옷과 베개와 이불까지 진물로 흥건하게 젖을 정도여서
하루에도 서너 번씩 옷을 갈아입어야 했다. 진물 때문에 속눈썹이 엉
켜서 눈을 뜨기도 어려웠지만 어마어마하게 나오는 푸른색의 눈곱은
이러다 실명되는 게 아닌가 싶을 정도로 무서웠다. 등에 흥건하게 밴
진물 때문에 옷이 몸에서 잘 떨어지지 않을 정도였고 어떤 날은 귀에
서 나오는 진물에 개미가 섞여 있기도 했다. 무릎, 팔꿈치, 목, 사타구
니처럼 살이 겹치는 부위는 여지없이 살이 두꺼워지는 태선화가 일어
났다. 그러고는 마치 무가 쩍 벌어진 것처럼 살이 벌어졌다. 어떨 때는
그 벌어진 곳으로 허연 인대가 보이기도 했다. 혹시라도 귀나 성기가
떨어지면 그때는 접합수술을 해야 하는지를 생각해볼 정도였다.

　자연건강법을 선택했지만 사실 '이게 좋다더라' '이 병원이 용하다
더라' 하는 유혹에서 완전히 자유로울 수는 없었다. 워낙 절박한 상황
이다 보니 지푸라기라도 잡는 심정으로 조심스럽게 시도해본 것들이

어느새 수십 가지가 되어버렸다. 소아과 치료부터 한방 치료, 기 치료, 민간요법, 온천욕, 해수욕 등 아토피에 좋다는 치료법은 거의 한번씩 다 접해보았다. 온갖 스킨케어와 연고, 알로에, 유용미생물균, 프로폴리스, 최신 치료제까지 좋다는 약제도 다 써보았다. 효과가 있는 것도 있었고, 부작용만 일으키는 것도 있었다.

결국 내가 내린 결론은 이렇다. '어떤 약이나 제품도 아토피를 씻은 듯이 낫게 하지 못한다' 는 것이다. 자연건강법을 꾸준히 실천하면서 아이가 서서히 건강해지도록 돕고, 병원 치료와 아토피 제품들은 보조적인 수단으로만 사용한 것이 내가 선택한 방법이었다. 아토피가 생긴 지 첫 1년간은 죽음을 생각할 정도로 끔찍했지만 그 이후부터는 훨씬 나은 상태로 명현 반응이 찾아왔다. 그렇게 해서 3년이 지난 지금, 승우는 또래 아이들에 비해 체력도 좋고 잔병치레도 없으며 웬만한 음식에는 반응을 보이지 않는 상태가 되었다.

3년…. 짧지 않은 시간을 보내고서야 아토피가 보이는 것 같다. 그리고 이런 과정을 겪으면서 아이의 몸과 마음을 좀더 잘 알게 된 것 같다. 지난 세월을 돌이켜 생각해보니 아쉬운 점도 많고 또 지금 생각해도 스스로 대견한 순간들도 많았다. 그리고 가장 큰 깨달음은 '아이의 병만 보지 말고 아이 전체를 들여다보아야 한다' 는 것이다. 아토피에만 모든 신경을 쏟다 보면 아이의 정상적인 신체 발육이나 성장 발달, 인성과 교육 같은 더 큰 것을 잃게 될 수도 있다. 아토피는 나을지언정, 소심하고 짜증을 잘 내는 괴팍한 아이로 성장한다면 몸은 나았으되 마음에는 평생 아토피의 흔적이 남게 되는 셈이다.

명현 반응, 명현 현상이란 이런 것

자연건강법으로 아토피를 치료하고자 할 때 '명현'이라는 말을 자주 듣게 될 것이다. 일시적으로 아토피 증상이 더 심해지면서 진물, 각질, 고열, 감기, 설사, 발진 등의 증상이 나타나게 된다. 한의학에서는 '호전 반응'이라고도 부르는데, 자연건강법으로 인해 몸이 자극을 받고 새롭게 질서를 잡으면서 몸속의 나쁜 기운이 빠져나오는 현상이다. 그러나 서양의학에서는 대체로 '명현'을 인정하지 않고 '부작용'으로 해석하고 있다.

명현 현상은 현재의 치료법이 몸에 적절한 자극을 불러일으키고 있다는 뜻이며 반대로 명현이 없을 때는 오히려 몸이 반응하지 않는다는 것으로 해석할 수도 있다. 하지만 많은 사람들이 검증한 자연건강법 이외에 다른 약재나 치료법의 경우 명현인지 알레르기 증세인지 잘 구분할 필요가 있다. 명현 현상은 개인차가 무척 커서 어떤 사람은 거의 느끼지 못할 정도로 미미하게 나타나는가 하면 큰 문제가 생긴 건 아닌지 놀랄 만큼 힘들게 찾아오기도 한다. 대체로 몸속의 독소가 많을수록, 병을 앓은 지 오래되었을수록 명현 현상도 강하게 나타난다고 한다. 기간 역시 2,3일간으로 끝나기도 하고 길면 몇 개월까지 지속되기도 한다. 승우는 7개월간 몸에서 진물이 나는 명현을 겪었다.

아토피가 심해도 성장발달부터 체크하자

'피부가 좀 안 좋아서 그렇지, 다른 아이들과 다를 게 있나요?' 내 아이가 아토피를 앓지 않았다면 나도 그렇게 생각했을 것 같다. 아토피 아이들이 받는 엄청난 스트레스를 짐작조차 할 수 없었을 테니까. 태어나서 7세까지는 몸과 마음의 기초를 다지는 중요한 성장 시기라고 생각하는데, 이 시기에 아토피를 앓으면 육체적인 성장 발달은 물론이고 인지와 정서 측면에도 나쁜 영향을 받기가 쉽다. 나 역시 승우의 아토피를 대하면서 다른 것은 생각할 여유가 없었다. 그저 어떻게 하면 아토피가 나아질까만 고민했으니까. 그리고 성장 발달의 경우 다른 아토피 아이들도 종종 늦어지는 편이어서 그다지 심각하다는 생각을 하지 못했다. '아토피가 나으면 저절로 하겠지' 생각하며 마음 놓고 있었던 것이다. 실제로 아토피가 좋아지면 체중과 키는 물론이고 다른 성장 발달 지표도 빠른 속도로 회복되는 것을 여러 차례 보았던 터였다.

그러나 아이의 아토피는 한두 달 만에 쉽게 낫는 병이 아니었고, 시간이 지나다 보니 아토피는 물론이고 아이의 정상적인 발달과 인성마저 놓치겠다는 위기의식을 갖게 되었다. 그 계기가 된 것이 승우의 뒤집기였다. 승우가 백일쯤 되었을 때의 일이다. 아이를 뉘어놓고 설거지를 하고 있는데 끙끙거리는 소리가 들렸다. 뒤를 돌아보니 아이가 몸을 뒤집은 채로 머리를 들어올리지 못해 내는 소리였다. 다른 집이었다면 아이가 처음으로 뒤집었다며 카메라를 가지러 뛰어갔을 텐데, 나는 그 대신 "안 돼!"라고 소리를 지르고 말았다. 바닥에 닿은 배와 턱, 몸에 눌린 팔 주변이 진물과 고름으로 뒤범벅이 될까봐 두려웠기 때문이었다. 그리고는 재빨리 아이를 다시 반듯하게 눕혀놓았다.

그 뒤로 승우는 다시 뒤집기를 하려고 들지 않았고 다른 아이들이 배밀이를 할 때도, 기어 다닐 때도 누워 있기만 했다. 하지만 아토피 때문에 전전긍긍하고 있던 내게 뒤집기나 배밀이 같은 발달 상황은 그다지 중요하지 않았다. 친구가 걱정하는 말을 듣고서야 문제의 심각성을 깨달을 수 있었다. 그래서 나는 그 날의 "안 돼"를 두고두고 후회해야 했다. 승우가 다시 뒤집기 시작한 것은 생후 6개월이 지나서였다.

뒤집기와 배밀이가 늦은 것에 비하면 걷기는 좀 빠른 편이어서 돌 무렵에 한두 발씩 떼기 시작했다. 그런데 문제는 다른 데 있었다. 다리가 심하게 휘는 안짱다리였던 것이다. 처음에는 아토피 때문에 안짱다리가 눈에 보이지도 않았고, 또 심각하게 생각하지도 않았는데 주위에서 승우의 다리에 관해 자꾸 걱정을 하니까 나도 겁이 덜컥 났다. 영양상의 문제 때문에 다리가 휘는 건 아닐까 싶어 병원에 가서 검사를 받아보았지만 정상이라고 했다. 하지만 여전히 승우의 다리 이야기를 들을 때마다 몹시 괴롭고 힘들었다.

그러던 어느 날 누군가 나에게 "아토피가 있으면 다리가 아파서 잘 걷지 않는다"고 말했다. 그 말을 듣자 내가 아는 한 친구의 이야기가 떠올랐다. 그 친구는 손에 아토피 증상이 무척 심했는데, 늘 손가락 마디 사이가 찢어져서 아프고 힘들다고 했다. 또 손가락이 자꾸 찢어지고 아픈 증상이 지속되면 관절의 변형이 오기 때문에 늘 주의해서 관리해야 한다고도 이야기했다.

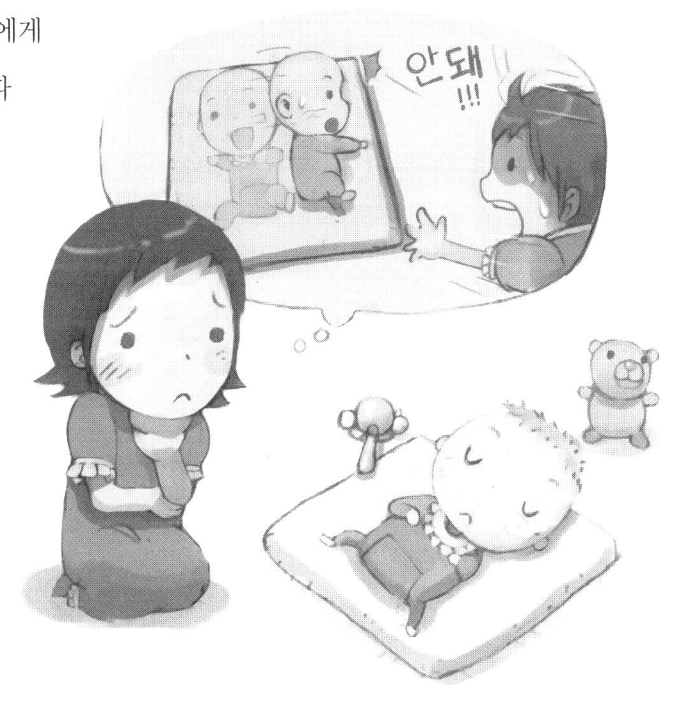

뒤집기하는 아이에게 "안 돼"라고 소리친 걸 난 두고두고 후회하게 되었다.

승우도 마찬가지였다. 무릎 뒤쪽의 살은 늘 심하게 갈라져 있었고 제대로 아문 적이 없었다. 당연히 통증도 심할 터였다. 승우는 증세가 극히 안 좋은 성인 아토피안보다도 훨씬 심한 상태였으니 다리가 휘고 제대로 못 걷는 것이 어쩌면 당연한 일인 것 같았다.

병원에 가서 안짱다리를 교정하려고 했으나 보조기구를 사용해야 한다고 했다. 이제 갓 두 돌이 된 아이에게 그토록 갑갑하고 무거운 보조기구를 해준다는 것도 그렇고, 보조기구에 닿은 살이 무를까봐 걱정스러웠다. 그래서 교정 기구 대신 틈날 때마다 아이의 다리를 반듯하게 잡아서 쭉쭉 늘려주고, 신발을 좌우로 바꿔 신겼다. 1년이 지난 지금은 사람들이 알아보지 못할 정도로 거의 완전하게 교정이 되었다. 이 정도로 좋아졌으니 망정이지 만약 다섯 살이 된 지금도 심한 안짱다리였다면 아토피보다 더 큰 문제가 되었을 것 같다는 생각이 든다.

아토피가 심한 아이들은 다른 아이들보다 발달이 눈에 띄게 늦은 편이다. 특히 걷는 시기에서 차이가 많이 나는데, 주위에서 본 아이들 가운데 17개월, 20개월 심지어 22개월에 걷기 시작한 아이들도 있었다. 이 아이들의 공통점은 아토피가 심했고, 부모 역시 아토피가 있었다는 것이다. 물론 지금이야 다들 아토피도 좋아지고 개구쟁이처럼 뛰어다니지만 그 당시에는 아토피와 함께 아이의 발달이 늦는 것도 심각한 고민이 될 수밖에 없었다. 그렇지만 아토피 아이들이 늦는 편이라고 해도 아이의 발달에 대해 너무 마음을 놓았다가 큰 문제가 생길 수도 있다. 영양상의 문제나 다른 이상이 있을 수도 있으므로 너무 늦어지는 것 같으면 병원에서 검진을 받아보는 것이 좋다. 그리고 필요하

아이의 행동 발달, 이것만은 체크하자

아래 제시하는 기준은 아이들이 평균적인 발달 상황을 고려하여 잡은 것이므로, 반드시 문제가 있다는 것은 아니다. 다만 발달이 너무 늦어지는 것 같으면 병원에 가서 검진을 받아보는 편이 안심이 될 것이다. 문제가 없어도 조금 늦거나 빠른 아이가 있고, 아토피가 심한 경우 좀더 늦어지기도 한다.

목 가누기 : 생후 2,3개월에 하는 게 정상 만약 생후 4개월에도 엎드린 상태에서 목을 들어올리지 못하면 병원 검진이 필요.

옹알이하기 : 생후 4개월 이내에 엄마와 눈을 맞추고 옹알거리는 게 정상. 만약 생후 6개월까지 아무 소리를 내지 않고 주위에서 나는 소리에도 관심을 보이지 않으면 검진 필요.

뒤집기 : 생후 5,6개월 이내에 혼자서 몸을 뒤집으면 정상. 생후 7,8개월이 되도록 누워만 있으면 병원 검진이 필요.

혼자서 앉기 : 생후 6~9개월에는 혼자서 바닥에 손을 대고 앉을 수 있어야 정상. 생후 10개월 이후에도 앉을 수 없으면 검진이 필요.

걷기 : 생후 12~15개월에는 혼자서 서너 걸음을 뗄 수 있어야 정상. 그러나 생후 18개월이 되도록 혼자서 걷지 못하면 검진이 필요. 중증 아토피 아이들 중에는 더러 두 돌이 다 돼서 걸음마를 시작하는 아이들도 있다.

말하기: 두 돌 무렵이면 '엄마' '물' '주세요' 등의 단어를 두 개씩 붙여서 사용해야 정상. 세 돌이 되도록 한 단어만 사용하면 검진이 필요.

다면 양·한방 의사의 전문적인 치료를 병행해서 받아야 할 것이다.

병원 치료를 과신하는 것도 문제이지만 지나치게 거부하고 멀리할 필요도 없다. 무엇보다도 아이 중심으로 생각하고 판단해야 할 것 같다.

아주 어릴 때 아토피가 시작된 아이일수록 성장발달이 제대로 이루어지고 있는지 세심하게 살펴보아야 한다. 아이의 얼굴에서 진물과 고름이 쏟아지고 얼굴이 퉁퉁 부어올랐는데 '내 아이가 제대로 크고 있나'를 생각하기란 쉽지 않은 일이다. 당장 눈앞의 아기 상태와 증상이 중요하지 발달을 생각한다는 건 어쩌면 '사치'처럼 느껴질 수도 있다. 그러나 모든 아토피 엄마들이 '발달장애에 비하면 아토피, 그건 별 거 아니다'라고 생각하고 더 중요한 것을 놓치지 않았으면 좋겠다.

엄마, 왜 날 보고 다들 찡그려요?

아토피 아이들은 '무언의 폭력'에 노출될 확률이 높다. 폭력이란 꼭 몸에 가해지는 것만을 의미하지는 않는다. 말과 시선이 주먹보다 더 잔인할 수도 있다. 아토피 아이들은 정도의 차이가 있지만 대개 수줍음이나 낯가림이 심하고 눈을 맞추지 못하거나 사람을 피하는 경향을 조금씩 갖고 있다. 우리 승우도 낯선 사람을 만나면 처음에는 수줍어하며 금세 다가서지 못하곤 한다. 물론 문제가 될 정도는 아니지만, '혹시 아토피 때문인가' 하는 생각이 드는 건 어쩔 수 없었다. 아무래도 어려서부터 주위 사람들이 안 좋은 시선으로 자꾸 쳐다보았기 때문은 아닐까 생각해본다. 승우의 아토피가 한참 심해서 빨간 얼굴에 진물까지 흐를 때는 주위 사람들의 시선이 마치 날아드는 돌처럼 느껴지곤 했다.

생후 7개월쯤 되었을 때 승우를 데리고 목욕탕에 간 적이 있다. 아이를 안고 탕 안으로 들어가려고 하는데 뒤쪽에서 어떤 아주머니가 자신의 아이들을 데리고 나가면서 "지 자식만 자식이야? 왜 저런 피부를 해갖고 탕엘 들어가!"라고 들으란 듯이 이야기했다. 그 순간 얼굴이 화끈거리고 머리가 핑 도는 것이 더 이상 거기 있을 수가 없었다. 그 아주머니뿐 아니라 목욕탕 안에 있는 모든 사람들이 승우를, 그리고 나를 그런 눈으로 쳐다보는 것처럼 느껴져 견딜 수가 없었다. 그리고 목욕탕을 나오며 피눈물을 흘려야 했다. 지금도 그때의 기억이 생생하다. 뭐라 대꾸할 틈도 없이 자기 말만 내뱉고 사라져버린 아이 엄마. 그 사람을 붙들고 내 아이의 병은 홍역이나 수두처럼 다른 아이에게 전염되는 피부병이 아니라고, 남에게 더러운 균을 옮기는 것이 아니라 그저 저 혼자 아프고 괴로울 뿐이라고 설명을 해야만 했을까?

　나는 아무렇지도 않게 승우에 대해 말하는 사람들 때문에 끊임없이 상처를 받았다. 그런 사람들에게 제대로 대꾸도 하지 못했고, 그렇다고 분을 그냥 삭일 수도 없어서 울기도 많이 울었다. 사람들이 툭툭 던진 말들이 비수가 되어 가슴에 하나둘씩 와 박혔다. 시간이 지나면 아물었지 싶다가도 힘이 들 때면 어김없이 그 상처가 되살아나서 나를 괴롭혔다. "엄마가 임신했을 때 뭘 잘못 먹었길래…" "저런 피부를 한 아이를 이런 데

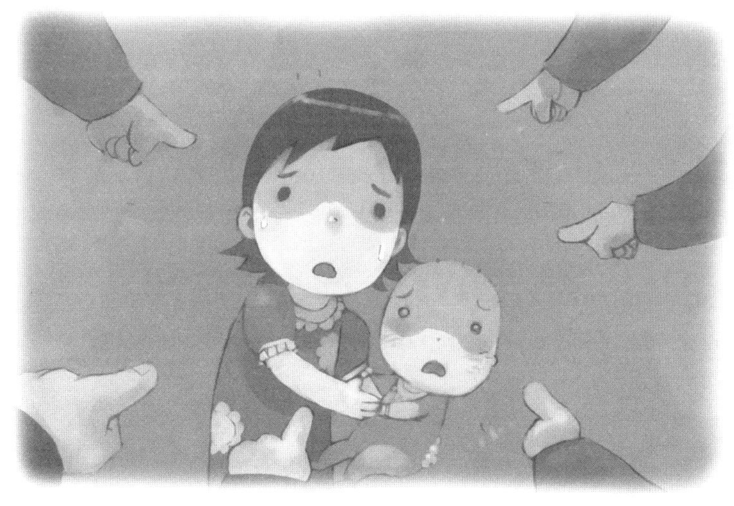

아토피 아이를 키우며 가장 힘든 것 중 하나는 사람들의 따가운 시선이다.

데리고 다니다니…” “엄마가 유별나서…” 승우의 아토피가 나은 지금도 그때 일을 떠올리면 가슴 한쪽이 저릿하며 아파온다. 아픈 사람에 대해서 안타까움을 느끼는 것이 인지상정이건만, 사람들은 아토피에 대해서만큼은 측은함보다 불쾌감을 느끼는 것 같다.

승우는 다른 아이들보다 언어 발달이 무척 빠르고, 기억력도 대단히 좋은 편이다. 남들이 좀처럼 믿어주지는 않지만 돌 이전의 일은 물론 가끔 뱃속에서 지내던 이야기도 종종 하곤 한다. 얼마 전까지도 승우가 가끔 내게 이렇게 묻곤 한다. “엄마 사람들이 그때 왜 나를 이렇게 쳐다봤어?” ‘이렇게’라고 말할 때 승우는 찡그리는 표정을 지어 보인다. 아토피가 심했을 때니까, 돌도 되기 전에 자신을 쳐다보던 어른들의 얼굴을 기억하고 묻는 것이었다. 이 말을 듣고는 눈물이 나오려는 걸 꾹 참아야 했다. 왠지 같은 어른으로서 승우에게 미안했고, 또 그동안 승우를 너무 고생시킨 것 같아 가슴이 아팠다. “승우가 그때 아토피 때문에 많이 힘들었잖아. 그래서 사람들이 걱정이 돼서 그렇게 쳐다본 거야. 우리 걱정할 때 어떤 표정이 되지? 그렇지, 이렇게 찡그리는 거야.” 승우는 내 대답을 듣고도 몇 번이나 “그런데 왜 이렇게(찡그린 표정) 봐?”를 되풀이해서 물었다. 그때의 상처가 어린 가슴에

아프다고 해서 얼굴을 마스크로 가리거나 모자를 푹 눌러 씌우는 것은 좋지 않다. 일단 상처 부위에 천이 닿는 것도 좋지 않지만 아이의 자신감을 떨어뜨릴 수도 있기 때문이다. 얼굴을 가리고 데리고 다니기보다는 아이한테 미리 외출할 것이라고 설명하고 사람들이 쳐다보아도 위축되지 말자고 당부를 한다면 좋을 것 같다.

도 그토록 사무치게 남았나 보다.

이런 일을 겪어내고도 승우가 밝게 자란 것이 오히려 신기할 지경이다. 그래서 아토피 아이들은 몸을 돌보는 것 외에도 감정과 정서까지 세심하게 보살펴줘야 한다. 그나마 아직 어린 아이들은 좀 나은 편이다. 초등학교 이상인 아토피 아이들은 대인기피증이나 피해망상증 같은 증세를 보여 아예 정신과 치료를 병행하는 경우도 드물지 않다. 또래 집단에 들어가면서 자신이 아이들과 '다르다'는 사실에 충격을 받기도 하고 다른 사람들이 자꾸 자기 얼굴을 쳐다본다는 망상에 시달리기도 한다. 게다가 더 나쁜 것은 친구들에게 놀림을 받거나 따돌림당하기도 한다는 사실이다. 그만큼 아토피가 아이들의 정서에 미치는 영향은 어른의 상상을 초월할 정도인 것 같다. 일단 한번 상처를 받으면 다시 회복하는 데 많은 시간과 노력을 들여야 한다. 그러니 가능하면 큰 상처를 받지 않도록 부모가 미리 알고 피해가는 지혜가 필요하다. 아토피 치료도 중요하지만 치료 과정에서 큰 상처를 받으면 세상을 향한 아이의 마음이 닫혀버릴 수도 있다. 나중에 가서 후회해야 그때는 늦다.

아토피 아이가 겪는 사회적 폭력

얼마 전 일곱 살 난 아이를 키우는 한 엄마에게 전화를 받았다. 그 집 아이도 아토피를 앓고 있었다. 그런데 어느 날부터 밖에 나가지 않으려 하고 거울이 있는 화장실조차 가기 힘들어 한다는 것이었다. 혹시 최근에 무슨 변화가 있었느냐고 물으니 아이와 대형 마트에 가서 겪은 일을 털어놓았다. 물건을 고르기 위해 잠시 아이와 떨어져 있었는데 다시 돌아와 보니 아이가 많은 사람들에게 둘러싸여 있었다고 한다. 사람들이 아이에게 "왜 이런 거야? 어디가 아프니? 화상을 입었니? 다른 데도 그러니?" "저런 애를 이런 데 데리고 오는 엄마가 어딨어?"라며 한마디씩 던지고 있었다는 것이다. 심지어 아이의 옷을 걷어 보는 사람도 있었다고 한다. 엄마가 아이 곁으로 돌아갔을 때는 이 모든 상황이 종료된 뒤였다. 아이의 대인기피증은 그 사건 이후로 생긴 것이었다.

짐작해보건대, 아이는 그 순간 수치심과 공포를 느꼈을 것이다. 그리고 자신이 무언가를 잘못해서 사람들이 모여든 건 아닌가 하는 죄책감을 느꼈을 수도 있다. 이것이야말로 폭력이 아니고 무엇인가! 상처받은 아이가 다시 밖으로 나와 사람들을 만나기까지 아마 많은 시간이 걸릴 것이다. 하지만 그렇다고 해서 아이를 집안에 꽁꽁 감춰 키워서는 곤

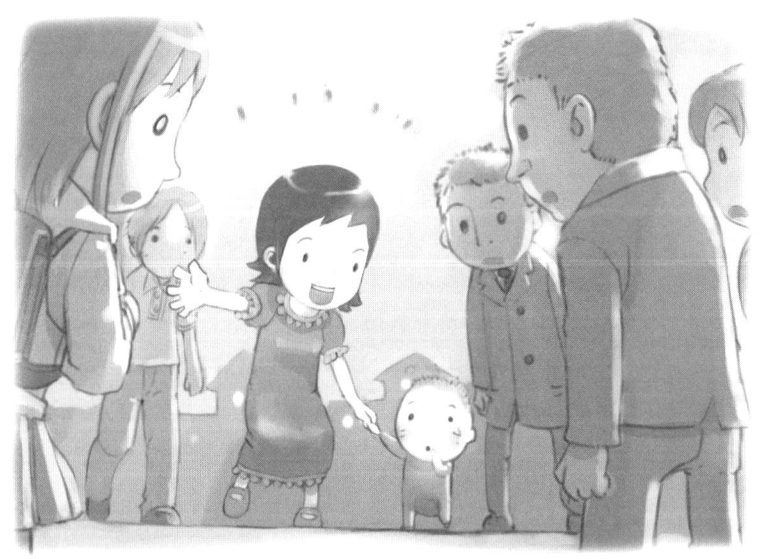

아토피는 죄가 아니다. 당당하게 아이 손을 잡고 외출하자.

돌 전후부터 또래 아이를 만나는 것이 좋고, 그게 어려우면 두 돌을 넘기지 말고 친구들과 노는 법을 서서히 익힐 수 있게 해주어야 한다. 아이의 아토피가 심하지 않다면 같은 동네의 또래 친구를 둔 엄마를 사귀면 자연스럽게 아이에게도 친구가 생기게 된다. 만약 아토피가 심해서 불편하다면 '수수팥떡(www.asamo.or.kr)' 처럼 아토피 아이를 둔 엄마들의 모임에 가입해 또래 아이들과 어울리게 해주는 것이 좋다. 같은 처지의 엄마들끼리 모이면 엄마도 위로를 받을 수 있고 아이 역시 사회성을 키울 수 있어 좋다. 어린이집은 세 돌 이후부터 보내는 것이 바람직하다. 그 전에 아이를 강제로 엄마와 떨어뜨리면 '분리불안' 이 생길 수 있기 때문이다. 부부가 맞벌이를 한다면 할 수 없지만 그렇지 않다면 최소한 생후 30개월 이후에 보내는 것이 좋다. 반대로 어린이집에 보내면 먹을거리를 제대로 관리할 수 없다고 생각해서 아예 아무 데도 보내지 않으려는 엄마들도 있는데, 이것 역시 바람직하지 않다. 또래 친구를 사귀며 사회성을 기를 수 있는 기회를 놓치기 때문이다.

란하다. 아무리 오랜 시간이 걸리더라도, 어떤 희생이 따르더라도 아이의 마음을 어루만져 다시 사람들 속에 어울릴 수 있게 해줘야 한다. "네가 무슨 잘못을 해서 사람들이 모인 것이 아니야. 네가 아픈 것이 걱정되어서 그런 거란다. 많이 놀랐겠구나. 네가 원하지 않는 관심 때문에 힘들었지? 그래도 의젓한 모습을 보여줘서 정말 고맙다. 사람들이 많이 모였을 때 기분이 좋지 않았지?"라며 아이가 느낀 것에 공감과 관심을 표현해주는 것이 중요하다. 말로 표현하고 엄마에게 위로를 받으면 아이의 마음이 한결 누그러지게 된다. 성폭력을 당한 아이한테 엄마가 다정하게 건넨 "네 잘못이 아니야"란 한마디 말이 인생을 바꿨

주위 어른들이 아이에게 "너는 얼굴이 왜 그러니? 어디 아프니?"라고 물어보는 경우도 있다. 아이에게 미리 "아토피 때문에 그래요. 제 몸은 예민해서 몸에 나쁜 게 들어오면 이렇게 빨갛게 되는 거예요. 그래도 금세 나을 거예요"라는 식의 대답을 미리 알려주는 것도 좋다. 아이가 대답하지 못할 때는 당황하지 말고 엄마가 대신 대답해준다. 퉁명스럽게 대꾸하거나 대답 없이 아이를 데려가는 것은 좋지 않다. 아이에게는 다른 어른들이 왜 관심을 갖는지 잘 설명해준다. 좀 큰 아이라면 "승우야, 사람들이 우리 승우를 보고 많이 놀랄 수 있어. 그건 사람들이 승우를 사랑하고 걱정하는 마음 때문이야. 그것 때문에 우리 승우가 상처받지 않았으면 좋겠다. 엄마는 우리 승우가 그럴 거라고 믿어"라는 식으로 설명해준다.

다는 것처럼, 아토피 아이에게도 "네 잘못이 아니야"란 위로의 말이 꼭 필요하다.

예전에는 아토피가 무엇인지 모르는 사람도 많았고, 나 자신도 아토피에 대해 어떻게 설명해야 할지 몰랐기에 '비난'에 속수무책 당하기만 했다. 그러나 요즘은 젊은 엄마들이 아이 얼굴을 보고는 "얘도 아토피네요"라고 말할 정도로 많이 알려져 있는 편이다. 그리고 전염되는 것이 아니라는 사실 정도는 알고 있는 듯하다. 하지만 아직도 피부병과 아토피를 구분하지 못하는 사람들이 더 많다. 우선 엄마 자신이 혹시 아토피를 '옮는' 병이라고 생각하고 있는 건 아닌지 따져보자. 흔히 "얼굴에만 있던 아토피가 이번에는 팔다리로 옮았어요"라고 말하곤 한다. 하지만 진물이 다른 부위에 묻어서 옮는 것이 아니라 몸 안에 있던 독소들이 진물과 함께 피부로 빠져나오는 과정이라고 생각해야 맞을 것 같다. 아토피는 아이가 건강하면 얼마든지 이겨낼 수 있다.

대형할인마트 같은 곳은 공기가 나쁘고 몸에 나쁜 먹을거리가 많아서 갈 일이 거의 없는데, 혹시라도 가게 될 때는 승우도 데리고 나선다. 아이를 집안에 가둬서 키울 수는 없지 않은가. 상처받는 것도 두렵지만 그보다는 폐쇄적이며 사람을 무서워하는 아이로 자랄까봐 더 두려운 마음이 들곤 했다. 그래서 아이 손을 붙들고 외출할 때마다 심호흡을 하며 마음을 다잡고는 했다. 엄마가 주위 사람들의 눈치를 살피면 자연스럽게 아이도 눈치를 보게 된다. 무슨 죄 지었나, 아니면 전염되기를 하나! 당당하게 아이 손을 잡고 공원을, 시장을, 목욕탕을 다녀야 하지 않을까.

그래도 개구쟁이가 좋다

한 방송국에서 아토피에 관한 취재를 하기 위해 우리 집을 방문한 적이 있다. PD가 우리 승우를 보더니 아이가 울지 않는다며 무척 놀라워했다. 프로그램 제작을 위해 많은 아토피 아이들을 만났는데 이렇게 밝고 명랑한 아이는 없었다는 것이다. 나도 내심 놀라운 생각이 들어 PD에게 그럼 다른 아이들은 어떠냐고 물었더니 엄마나 아이 모두 어둡고 짜증스러운 표정이더라는 것이다. 표정은 아이의 마음을 비춰주는 거울과 같다. 짜증스러운 얼굴을 한 아이들의 마음속에는 무엇이 들어 있을까? 생각만 해도 안타깝다.

다 그런 것은 아니지만 아토피가 심한 아이들은 흔히 성격이 예민

인성 교육의 기본은 좋은 생활습관

인성교육의 기본은 '해도 좋은 일'과 '해서는 안 되는 일'을 가르치는 것이다. 한 설문조사에 따르면 하루 종일 엄마가 아이에게 "안 돼"라고 말하는 횟수가 60회 정도라고 한다. 아마 아토피 아이를 둔 부모는 이보다 더 하면 더 했지, 덜 하기는 어려울 듯하다. 하지만 "안 돼"는 진짜 해서는 안 되는 예외 없는 상황에만 사용해야 한다. 자주 사용하면 아이는 되레 그 말 속에 '안 하는 게 좋지만 가끔은 해도 돼'가 포함되어 있다는 사실을 눈치 채고 엄마 말을 잘 듣지 않게 된다. 따라서 "안 돼"를 해야 할 서너 가지를 정한 뒤 그때만 사용하도록 해야 한다.

하고 날카롭다. 남들 눈에는 신경질적이고 괴팍하게 보일 수도 있다. 물론 몸이 가렵고 아파서이기도 하지만 '하지 마' '긁지 마' '먹지 마'처럼 부정적인 말을 많이 듣는 것도 아이를 신경질적으로 만드는 요인이 아닐까 한다. 남들의 시선과 무언의 폭력 역시 아이들을 더욱 움츠러들게 만든다. 특히 유아기에는 '긍정적인 자아상'을 형성하는 것이 중요한데 아토피 아이들의 경우 이런 요인들 때문에 '부정적인 자아상'을 갖게 되기가 쉽다. 자신에게 무언가 문제가 있으며 다른 사람보다 열등하다고 느끼는 것이다.

얼마 전 한 방송 프로그램에서 아토피 환자와 부모를 대상으로 설문조사를 한 결과 60% 이상이 우울증 증세를 갖고 있으며, 절반 이상이 죽고 싶다는 생각을 해본 적이 있다고 대답했다. 실제로 초등학생 이상의 아토피 아이들 중에는 우울증이나 대인기피증, 피해망상증 때문에 정신과 치료를 받는 경우를 종종 보게 된다.

다행스럽게도 승우는 밝고 건강하다 못해 못 말리는 개구쟁이로 자랐다. 아토피가 심할 때도 무거운 물건도 번쩍 들고 높은 곳에 기어 올라가곤 해서 내 가슴을 철렁하게 만들곤 했다. '수수팥떡' 사이트에 글 좀 올리려고 컴퓨터 앞에 앉으면 잠시도 가만히 있지 않고 키보드를 두들겨대고, 리모콘과 전화기가 고장이 나도록 치고 때리고…. 침대를 들이받아 눈에 멍이 들기도 하고, 놀이터 철봉에서 놀다가 다쳐서 코피를 쏟기도 하고…. 하여간 아픈 것 빼고는 그 또래 사내아이들과 다를 바 없는 개구쟁이다. 잠도 없는 녀석이 말썽도 심하고 힘도 좋아서 키우기가 더 힘이 들었던 것 같기도 하다. 하지만 그 때문에 오히려 곧 나을 거란 희망으로 버틸 수 있었는지도 모른다.

얼마 전 승우가 감기에 걸렸다고 하니 친정아버지는 "그 무쇠 같은 녀석이 무슨 감기냐?"고 말씀하신다. 다른 손자들이 아프면 "아이가 허약하니 보약 좀 먹여야겠다"고 말씀하시면서 우리 승우한테만은 "그 녀석은 건강하니까 추워도 괜찮다"고 하신다. 사실 지금의 승우는 감기에 걸려 열이 나도 엄마가 알아차릴 수 없을 정도로 잘 논다. 고진감래라고 했던가. 그 말이 그렇게 가슴에 와 닿을 수가 없다. 아토피가 나은 것도 기쁘지만 고통스러운 아토피를 앓으면서도 이렇게 밝은 개구쟁이로 커준 것이 얼마나 고맙고 다행스러운지 모른다.

아토피 아이를 키우는 엄마들은 '아이가 고집이 세다'고 말하는데, 그건 아이와 대화하고 설득하는 기술이 부족해서가 아닐까 한다. 발달이 약간 늦은 것은 나중에라도 만회할 수 있었지만 정서를 놓치면 나중에 바로잡으려 할 때 훨씬 힘이 많이 든다. 아무리 힘들어도 아이에게 웃는 얼굴을 보여주고, 아이도 밝게 웃을 수 있도록 하는 것이 중요하다. 아토피는 나무요 아이의 인성은 숲이다. 나무 한 그루만 바라보지 말고 숲 전체가 건강하게 자랄 수 있도록 하는 것이 진정한 부모의 역할이다.

2장

아이의 스트레스는 낮추고 감성지수는 높인다

중증 아토피를 앓아도 행복한 아이

중증 아토피를 앓으면 아이와 가족 모두 불행해질까?
그렇지 않다. 절대로 그래서도 안 된다. 아토피는 언젠가 낫겠지만
어릴 적 형성된 인성은 평생을 따라다니게 된다. 몸이 아프다 보니
고집도 세고 떼도 쓰지만 그럴수록 더 밝고 긍정적인 아이로 키우기 위한
노력이 필요하다. 아이가 자신의 생각을 잘 표현하도록 엄마가 곁에서
도와주어야 치료 과정도 수월해지고 사회성과 인성 발달도 도울 수 있다.
아토피 아이들을 키우려면 더욱 아이와 제대로 대화하는 요령이 필요하다.
아이가 받아야 할 치료과정과 이유, 그리고 먹을거리를 잘 가려야 하는 이유를
설득시키는 것이 키워드이다. 그러기 위해서는 어린 시절부터 아이를
인격적으로 존중하고 설명해주는 노력이 필요하다.
인성발달을 위해, 그리고 아토피 치료를 위해 꼭 필요한 육아의 기술을 알아본다.

희망은 키우고 스트레스는 줄이고

승우는 아토피 때문에 얼굴이 수박만큼 부풀어 올라 있었다. 게다가 진물 때문에 눈꺼풀이 들러붙어 있곤 해서 아이와 눈을 맞추는 것 자체가 힘이 들 정도였다. 조금 과장한다면 한참을 찾아야 얼굴에서 눈동자를 볼 수 있을 정도였다. 남편과 나는 아이의 눈을 들여다보며 "저렇게 작은 눈으로 세상이 보일까? 아무래도 우리 나중에 쌍꺼풀 수술이라도 해줘야 할 것 같아"라고 말하곤 했다. 나중에 얼굴에 부기가 가라앉고 난 후에는 아이의 눈이 그다지 작지 않다는 걸 알고 안도의 한숨을 쉬기도 했다.

나는 그런 아이의 눈을 들여다보며 틈날 때마다 이야기했다. "사랑한다, 사랑한다, 사랑한다." 그리고 마음으로만 안타까워하고 속상해하는 대신 아이에게 긍정적인 이야기를 많이 들려주려고 노력했다.

"우리 승우 많이 좋아졌네. 힘들지만 승우는 곧 좋아질 거니까 걱정하지 마. 승우는 아토피도 싹 낫고 아주 건강한 사람이 될 거야. 승우야, 너도 그렇게 생각하지? 우리 오늘도 즐겁게 하루를 보내자." 아이에게 이렇게 말하면서 나 자신이 더 위안을 받고 싶었는지도 모른다. 아이는 심하게 아프고 그런 아이 때문에 잠을 못 자는 상황에서 사실 명랑한 목소리로 말을 건넨다는 게 얼마나 어려운 일이었는지…. 온몸이 달아올라 우는 아이에게 이런 말을 건네고 있다 보면 혹시 내가 미친 사람이 아닌가 하는 생각마저 들었지만 마치 내 속에 남은 마지막 희망을 짜내는 심정으로 어렵사리 입을 떼곤 했다. 하지만 자꾸 아이에게 이런 말을 건네다 보니 우선 나부터 '그래, 언젠가는 정말 좋아질 거야' 하는 희망이 생기는 것 같았다.

스트레스는 건강한 사람의 몸도 병들게 한다. 그러니 가뜩이나 면역력이 떨어지는 아토피안들은 말할 것도 없다. 스트레스는 엄연히 아토피안을 괴롭히는 가장 중요한 원인 중 하나이다. 승우 역시 스트레스에 민감했는데 기분이 좋지 않거나 짜증이 나면 그 즉시 아토피가 악화되었다. 그래서 내가 얻은 결론은 아무리 좋은 약과 치료 방법이라도 아이에게 스트레스를 줄 정도로 고통스러워서는 안 된다는 것, 또한 아이가 싫어하는 걸 윽박질러가며 시켜서도 안 된다는 것이다. 그렇다고 아이에게 필요한 치료를 안 받을 수도 없으니, 꼭 해야 한다면 가급적 아이를 설득하거나 달래가며 하는 것이 스트레스를 줄여주는 방법이 될 것이다. 아토피 아이를 둔 부모에게 '대화의 기술'이 더욱 중요한 건 이 때문이다.

가끔 아토피 아이를 키우는 부모들에게 전화가 온다. "아이가 풍욕을 하지 않으려고 하는데 애 아빠가 혼내면서 시켜요. 그래도 괜찮은 걸까요?" "아이가 냉온욕을 하기 싫어해서 냉탕에 억지로 집어넣으면 울고 난리예요. 그렇게까지 해야 할까요?" 그럼 난 이렇게 대답한다. "아픈 사람이 아빠에요? 아이가 아픈 거지. 아이와 함께 자연건강법에 대해 충분히 공부하고 이야기해보세요." 그럼 십중팔구 이런 답변이 돌아온다. "아이가 말을 알아듣겠어요?"

아토피와 싸우는 당사자는 아이다. 부모는 다만 조연일 뿐이다. 그런데 부모들은 자주 착각에 빠지곤 한다. 부모인 자신이 아토피와 싸우는 주인공이라고 말이다. 그렇기 때문에 아이의 감정이나 상태보다는 부모의 판단과 기분에 의해 모든 것이 좌우되는 것이다. 아이에게 무언가를 '시키려' 하는 태도부터 고쳐야 아이와 대화가 가능하다. 어차피 아토피는 하루아침에 좋아지는 질병이 아니니 억지로 시키는 데는 한계가 있다.

하기 싫은 일을 억지로 하다보면 아이들은 저절로 고집 센 아이로 자란다. 고집이 세고 자아가 강한 아이일수록 아이의 의견을 존중해주고 대화로 해결하려고 노력해야지, 야단을 치거나 때려서 해결하려 하면 오히려 아토피 상태가 나빠지고 서로 감정만 상하게 된다. 어린아이라도 함께 대화하고 서로를 이해하는 과정이 반드시 있어야 한다. 그래야 부모와 아이 모두가 좀더 편안한 마음으로 아토피를 이겨낼 수 있다. 풍욕 안 한다고 혼내기 전에 부모가 아이와 함께 풍욕을 직접 해보는 것이 혼내는 것보다 100배 효과적이다.

아토피 치료보다 스트레스를 낮추는 게 더 급하다

아이는 어른처럼 스트레스를 받는다는 표현을 직접 하지 못하는 경우가 많다. 대신 자주 칭얼거리거나 울거나 떼쓰는 것으로 표현한다. 말할 줄 아는 나이가 되어도 크게 다르지 않다. 감기, 장염, 아토피의 악화, 원형탈모, 두통, 복통 같은 몸의 이상으로 나타나고 행동 면에서는 손발톱 물어뜯기, 손가락 빨기, 다른 사람을 물거나 때리는 공격성 등으로 나타나기도 한다. 이런 경우에는 아토피 치료보다 아이의 스트레스를 낮춰주는 것이 급선무이다. 아이가 스트레스를 받는 이유를 생각해보고 좀더 따뜻하게 대해주는 것이 필요하다. 대체로 자연건강법의 정도를 급격하게 높이거나 엄마가 강압적으로 시킬 때 아이의 스트레스도 높아진다.

차라리 아이를 긁게 내버려둬라

내가 아는 엄마들 가운데 유난히 아이가 긁는 것을 못 참는 엄마가 있었다. 아이가 긁는 것을 말리려고 남편과 교대로 밤을 새워가며 아이의 손을 붙들고 있었으니 오죽 피곤했을까. 언젠가 나에게 "언니, 정말이지 힘들어 죽겠어"라고 하소연을 하는 사람이 있었다. 나는 매몰차게 대답했다. "그까짓 게 뭐가 힘들어? 네가 아이보다 더 힘들어? 네 아들이니까 그걸 참지, 너였으면 참을 수 있었을 것 같아?" 그 엄마는 한동안 멍하니 나를 쳐다보더니 "아, 정말 그렇겠구나. 언니, 그동안 나 힘든 것만 생각했지 아이가 힘들 거라고는 생각해본 적이 없는데…."

남들이 들으면 당연한 이야기처럼 들릴 수도 있지만 아토피 아이를 키우는 일이 너무 고되고, 아이는 아직 말을 못하니 당사자인 아이의 고통을 간과하는 경우가 생긴다. 그래서 나는 힘들다고 하소연 하는 엄마들에게 위로의 말 대신 "네 아이니까 참는 거야. 그러니 아이에게 고맙게 생각하고, 기쁘게 살아"라고 이야기한다.

아토피 아이가 받는 스트레스 중에 가장 큰 것이 가려움증이라고 생각한다. 아토피의 가려움증은 다른 가려움증과 달라서 성인 아토피 안들은 그냥 가려운 정도가 아니라 '미칠 것 같다'고 이야기한다. 한밤중에 시작된 가려움증은 밤새 피가 나도록 온몸을 긁어도 가시지 않는다고 한다. 뻔히 긁으면 더 나빠지는 줄 알지만 몸에 피가 나도록 긁을 수밖에 없는 것이다. 오죽하면 어떤 아이는 엄마 아빠 다음으로 배운 말이 '가려워'와 '긁지 마'였을까.

아토피 아이를 키우는 부모들은 아마 아이가 제 몸을 긁는 소리를 죽을 때까지 잊어버리지 못할 것 같다. 득득득득…. 그 소리는 세상의 어떤 소리보다 고통스럽다. 마치 내 살을 후벼 파는 것처럼 미칠 것 같은 고통이 밀려온다. 그 소리를 들으면서 평상심을 유지하는 건 득도하기보다 어려울 것 같다. 긁는 것 자체가 문제가 아니라 긁어서 생긴 상처로 균이

가려워도 이것만은 절대로 하지 말자.

내가 아는 어떤 엄마는 TV 앞에 앉아 가렵다는 아이의 얼굴을 톡톡 두드려주곤 했다. 그런데 나중에 시력이 떨어져서 검진을 받아보니 시신경이 얽혀 한쪽 눈은 거의 실명 상태였고 다른 한쪽 눈도 상태가 좋지 않았다. 아이들은 시신경이 약한데, 지속적으로 얼굴을 두드려 충격을 주었기 때문에 이런 일이 생긴 것이다. 긁는 대신 두드리는 방법은 절대로 쓰지 말기를 바란다.

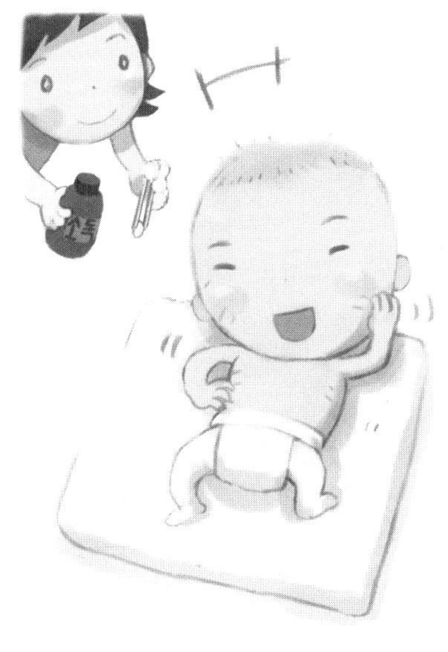

들어가 염증을 일으키는 2차 감염이 무섭다. 그래서 부모들은 어떻게 해서든지 아이를 못 긁게 하려고 애쓴다.

승우 역시 생후 6주부터 긁기 시작하여 손이 닿는 곳은 어디든 긁으려고 들었다. 조금 더 커서는 외출을 해서 한참 있다 보면 그새 몸을 긁어 옷에 피를 묻혀놓고는 했다. 긁는 아이를 조금이라도 말리고 싶어 하루 종일 손을 잡고 살았다. "승우야, 아토피가 물러가라고 박수치자." 이러면서 손을 잡고 놀곤 했는데, 어떤 날은 손을 못 잡게 뿌리칠 정도로 참기 힘들어하곤 했다. 심지어 아이가 잠잘 때도 손을 꼭 쥐고 있어야 했다. 긁는 것만 없어도 아토피가 훨씬 수월하겠다는 생각이 들었다.

하지만 못 긁게 하면 아이는 되레 더 가려워하며 신경질적으로 몸을 긁어댔다. 그러니 피부는 더 엉망이 되었다. 나 역시 어렸을 때 심한 가려움으로 인해 잠을 못 이루고는 했었다. 그리고 가려운 것도 참기 어렵지만 '못 긁는다'는 사실 자체가 얼마나 견디기 어려운 것인지를 생각해냈다. 아이를 억지로 못 긁게

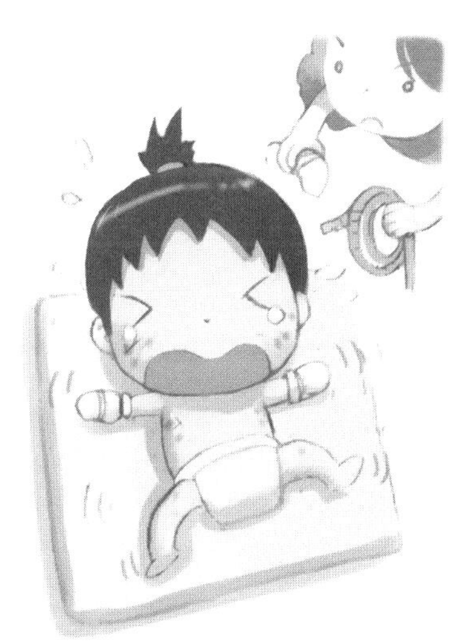

긁지 못하게 한다고 증상이 호전되는 것도 아니다. 차라리 긁게 하고 소독을 자주 해주자.

한다는 것이 얼마나 가혹한 일인지를 깨달았다. 그리고 그 때부터 '득득득' 아이가 제 몸 긁는 소리를 참으며 내버려두기 시작했다. 그래, 차라리 긁어라. 스트레스 받는 것보다, 그래서 신경질적인 아이가 되는 것보다 낫다. 긁어라, 긁어!

대신 아이의 손톱을 짧게 깎아주고 상처 소독을 열심히 해주었다. 그리고 풍욕과 냉온욕을 해주면 덜 가려워하며 잠들었다. 자연건강법을 제대로 하면서 소독을 잘 해준다면 긁는다고 해서 눈에 띄게 상태가 나빠지지는 않는다. 반대로 못 긁게 한다고 해서 상태가 좋아지는 것도 아니었다. 아이도 긁고 싶을 때 긁을 수 있으니 확실히 짜증도 줄고 스트레스도 덜 받는 것 같았다. 조금 지나니 아이의 아토피는 되레 좋아지고 있었다. 그리고 무엇보다 아이의 표정이 밝아졌다.

이런 경험을 하고난 뒤로는 다른 엄마들에게도 긁게 놔두라고 이야기한다. 아이가 못 긁게 하느라고 손싸개를 해놓거나 장갑을 끼우는 건 물론이고 아예 끈으로 묶어두는 엄마들도 많다. 하지만 나는 이런 행동에는 절대 반대한다. 아이에게 '내가 뭔가 잘못해서 이렇게 묶이는구나' 하는 죄의식을 심어줄 수 있고, 가려움을 참느라 신경질적인 성격으로 변하기 때문이다. 뿐만 아니라 못 긁게 하는 엄마와의 관계도 나빠진다.

얼마 전 일곱 살 난 딸아이를 키우는 엄마와 만난 적이 있었다. 엄마와 내가

가려움이 심할 때 감잎차를 진하게 우려내어 냉장고에 차게 두었다가 가려운 곳에 발라준다. 피부를 진정시켜주는 효과가 있다. 또한 감잎차 우린 물로 냉온욕을 하면 가려움증과 각질이 생기는 증상에 도움이 된다.

많이 가려울 때는 엽록소 유제

쌈으로 먹는 유기농 채소를 준비한다. 이때 상추는 제외한다. 상추를 넣으면 크림 형태를 만들기 어렵다. 준비한 채소로 녹즙을 낸다. 녹즙기가 있으면 편리하지만 없을 때는 믹서로 갈아서 면 보자기로 거른다. 준비된 녹즙에 오일을 1:0.8의 비율로 넣는다. 미니 믹서기에 녹즙을 담고 오일을 조금씩 부어가며 돌리면 잘 풀린다. 크림 형태가 되면 아이에게 발라준다. 바를 때 아이가 따가워하고 바른 부위가 빨갛게 변하기도 하는데 심하지 않으면 금세 괜찮아진다. '100가지 약초에 100가지 독이 들어 있다'는 말이 있다. 따라서 엽록소 유제 역시 맞지 않는 경우가 있다. 사용 전에 미리 귀 뒤쪽에 살짝 발라서 발적이나 가려움이 심하게 나타나면 쓰지 않는 것이 좋다. 반응이 약하게 나타나더라도 한 달 이상 지속된다면 사용을 중지하는 것이 낫다.

이야기하는 사이, 아이는 엄마의 눈치를 보며 몸을 긁고 있었는데 아이의 얼굴이 말할 수 없이 짜증스러워 보였다. 무슨 문제가 있나 보다 싶었는데 아니나 다를까. 그 엄마는 아이가 그냥 긁게 놔두라는 아빠와 심한 갈등을 겪고 있었다. 그러니 아이는 하루 종일 '긁게 해주는 아빠'를 기다리고 엄마는 그런 아빠가 못마땅해서 늘 다투게 되었다는 것이다. "애가 죄 지었어? 왜 못 긁게 감시를 해? 그게 창살 없는 감옥이지. 그냥 긁게 내버려 둬. 정 걱정스러우면 소독이나 잘 해주고…." "긁어서 피가 나고 상처가 자꾸 생기는데 그걸 어떻게 봐요. 전 도저히 그렇게는 못 해요."

며칠 뒤에 이 엄마에게 전화가 왔다. 대답은 그렇게 했어도 느낀 바가 있었는지 하루는 아이를 그냥 긁게 내버려두었다고 한다. 그랬더니 그 날로 아이 표정이 환해지고, 아빠와도 평화롭게 지낼 수 있었다는 것이다. 앞으로는 그냥 긁게 놔둘 거라면서….

다음에 만난 그 아이는 얼굴이 밝아진 건 물론이고 목소리도 커지고 아토피 상태도 훨씬 좋아졌다. 다른 변화는 아무것도 없었으니, 스트레스를 줄인 것만으로 훌륭한 치료 효과를 거둔 셈이다. 그 집 아빠는 내게 "정말 고맙다"며 몇 번이나 머리 숙여 인사를 했다.

갓난아기 때부터 대화를 시작하자

어릴 때 아토피를 앓기 시작한 아이들은 말이 빠른 경우가 많다. 승우의 경우도 생후 10개월에 "이건 뭐야? 저건 뭐야?"라고 질문을 하기 시작했다. 생후 18개월 무렵에는 병원에서 치료받는 도중 "제발 그만하세요"라고 소리쳐서 주위 사람들을 놀라게 한 적도 있다. 아무래도 아이가 아프다보니 엄마가 아이 곁에 붙어서 자극을 주는 시간이 많기 때문이 아닐까 싶다. 그래서인지 아토피 모임에 가보면 다른 건 늦어도 언어 발달만큼은 다들 빠른 편

아이가 움직이면 꼭 반응을 보이자

아이가 배냇짓으로 웃더라도, 뜻 없는 옹알이를 하더라도 그냥 넘어가지 말고 아이에게 말을 걸어준다. "우리 승우가 예쁘게 웃었네. 지금 기분이 좋은 거야?" 아이가 한 행동에 엄마가 반응을 보이면 아이는 더 적극적으로 옹알이를 하고 힘차게 발짓을 하고 더 자주 표정을 바꾼다. 엄마가 이런 행동에는 반응이 없다가 울 때만 안아준다면 아이도 금세 시큰둥해져서 뭐든 울음으로만 해결하려 든다.

이다. 그래서인지 두 돌 무렵이면 어느새 아이와 말로 실랑이를 하는 엄마들이 많다. 내 경험도 그렇고, 다른 엄마들을 봐도 아토피 아이들과는 좀더 참을성과 끈기를 가지고 대화를 해야 할 것 같다. 그리고 처음부터 아이와 좋은 대화 습관을 길러두면 긴 아토피 치료 과정이 훨씬 쉬워지고, 아이와 엄마의 스트레스도 훨씬 줄어든다.

굳이 아토피 아이가 아니더라도 아이와 제대로 대화하는 방법은 육아의 중요한 포인트인 것 같다. 아이와 대화하는 방법을 담은 육아서들이 여러 권 나와 있고 그 중 몇 권은 베스트셀러 순위에 오르기도 한걸 보면 말이다. 그만큼 아이와 대화하는 방법이 어렵고, 또 중요하다는 증거가 아닐까? 특히 아토피 아이를 둔 부모에게 아이와 대화하는 방법이 중요한 까닭은 '하지 말아야 할 것' '먹지 말아야 할 것' '싫어도 해야 할 것'이 많기 때문이다. "엄마, 나 하기 싫어요"라고 말하는 아이에게 "이건 아토피에 좋은 거니까 무조건 해야 돼"라고 말하는 것과 "이건 네 몸을 튼튼하게 해주는 거야. 그래서 엄마는 네가 이걸 했으면 좋겠는데. 네 생각은 어떠니?"라고 말하는 것은 하늘과 땅 차이다. 전자의 경우에는 이유도 모른 채 엄마가 시키는 대로 해야 하는 것이니 스트레스가 쌓이지만, 후자처럼 엄마가 아이의 의견을 존중한다면 아이는 좀더 기꺼운 마음으로 할 수 있을 것이다. 그러니 아이의 인성을 생각할 때도, 아토피 치료 효과를 놓고 볼 때도 대화를 통해 설득하는 편이 훨씬 낫다. 아이가 "싫어"라고 대답한다면 다시 한번 아이 수준에 맞춰 알아듣게 설명해주고 동의할 때까지 시간을 주는 것도 한 가지 방법이다. 필요하다면 책이나 그림, 사진 등을 보여주면서 더 쉽게 설명하려고 노력해야 한다. 아이는 결국 엄마의 간곡한 부탁을 들어주기 마련이다. 만약 엄마가 최선을 다했는데도 아이가 절대로 양보하지 않으려고 한다면 그 방법이 아이에게 너무 고통스럽거나 가혹한 것은 아닌지 생각해봐야 할 것 같다.

어른 입장으로 생각해보면 제대로 알아듣지도 못하는 아이를 붙들고 일일이 설명해주는 것보다 '무조건 하라'고 시키는 편이 편할 것이다. 하지만 언젠가는 부모의 말에 반항하기 시작할 테고, 그때가 되면 훨씬 더 힘들어진다. 당장은 힘들고 귀찮지만 조금만 시간이 지나도 어릴 때 대화를 통해 키운 아이와 무조건 시키고 윽박질러서 키운 아이는 확연하게 차이가 난다. 아토피 때문이 아니라 아이가 독립적이고 똑똑한 성인으로 자라나길 바란다면 당연히 그렇게 해야 한다고 믿는다.

하지만 갓난아기와 어떻게 대화를 나눌 수 있을까? 엄마의 말도 알아듣지 못하는 아이에게 이것저것 설명해봤자 괜히 힘만 들지 않겠냐고 생각할 수도 있다. 하지만 나는 승우가 갓난아기일 적부터 혼잣말처럼 이야기를 걸곤 했다. "우리 아기 배고프지? 엄마가 젖 줄게" "기저귀가 젖었네. 자, 보송보송한 새 기저귀로 갈아볼까" 등등 말이다. 이런 말 걸기를 조금만 더 친절하게, 조금만 더 자세하게 하기만 하면 된다. 그래서 돌이 지난 후 아이가 말을 하기 시작하면, 아이도 엄마도 더 쉽게 교감을 나눌 수 있다. 사실 요즘 젊은 엄마들은 아기가 뱃속에 있을 때부터 이름을 지어주고 말을 건네는 태교를 하지 않는가. 보이지 않는 아기와도 대화를 나누는데, 말을 못할 뿐 엄마의 표정과 말에 반응을 보이는 아기와 대화를 나누는 일은 결코 어렵지 않다. 다만, 엄마의 마음에 달렸을 뿐이다.

잠든 직후에 꼭 말을 걸어야 하는 이유

만약 당신이 '컴맹'인 사람에게 컴퓨터를 가르쳐준다고 생각해보자. "그런 것도 모르냐" "나중에 크면 저절로 알게 된다"는 식으로 핀잔만 주며 가르쳐주지 않으려 할까? 오히려 아주 자세히 이야기해주고 직접 시범을 보이며 상대방이 실수를 하더라도 너그럽게 다시 가르쳐줄 것이다. 또한 이런 과정을 몇 번이고 반복하는 수고를 아끼지 않을 것이다. 그러니 아이에게 평생의 인성과 말을 가르치는 자세가 이보다 더 진지해야 하지 않겠는가.

승우가 갓난아기였을 때 나는 늘 아이에게 무엇을 해주기 전에 꼭 말로 먼저 알리려고 노력했다. 기저귀를 갈기 전에 아기에게 먼저 이야기를 건넨다. "승우야, 엄마가 지금 기저귀를

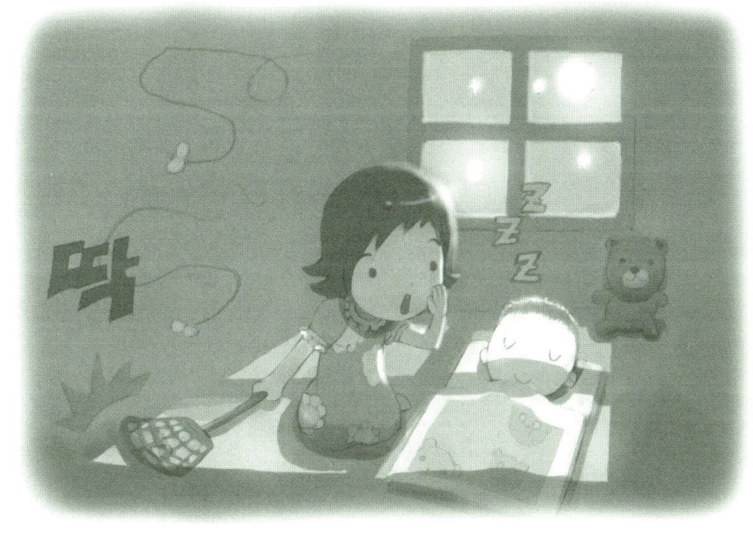

잠든 후에도 엄마가 무슨 일을 할지 말해 주면 아기가 놀라지 않는다.

갈아줄 거야. 조금만 기다려. 자, 이제 옷을 내리고 기저귀를 벗긴다. 오줌을 많이 쌌네. 이렇게 기저귀가 축축해서 힘들었지? 오줌 싼 기저귀를 뺄게. 자, 새 기저귀를 채워줄게. 새 기저귀를 차니까 엉덩이가 시원하지?” 엄마가 하는 행동 하나하나를 설명해주는 것이다.

이러면서 아이는 어렴풋하게나마 엄마가 무엇을 할 것인지 알고 준비할 수 있게 된다고 생각한다.

승우가 생후 2개월이 채 되기 전의 일이다. 11월경이었는데, 그때까지도 모기가 극성을 부렸다. 아기가 물릴까봐 모기향도 피우고 파리채로 모기를 잡기도 했다. 그런데 파리채가 ‘딱’ 소리를 낼 때마다 아기가 깜짝깜짝 놀라서 울곤 했다. 아이에게 미안한 생각이 들어서 “승우야, 엄마가 지금 모기를 잡을 거야. 딱 소리가 날 텐데 놀라지 말고 잘 자요”라고 말하곤 다시 모기를 잡았다. 그랬더니 신통하게도 잠에서 깨지 않고 편안하게 자는 게 아닌가. 신기한 마음이 들어서 다음번에는 아무 말 없이 파리채를 휘둘렀다. 그랬더니 다시 깨어나 울었다.

또 이런 일도 있었다. 아이를 데리고 다른 사람 집에 갔을 때 아이가 잠들면 보통은 조용한 빈 방에 뉘어놓게 된다. 나는 이럴 때도 아이에게 설명을 하곤 했다. 침실에 아이를 눕히고 나서 “승우야, 너는 지금 00이네 집 침실에서 잠을 자고 있는 거야. 혹시 자다가 깨더라도 낯설다고 울지 말자. 엄마는 거실에 있을 거고 네가 일어나서 ‘엄마’ 하고 부르면 금세 달려올 거야. 당황하지 말고 일어나면 엄마를 찾으면 돼. 잘 자렴. 푹 자고 엄마와 웃으면서 만나자”라고 자세히 이야기해준다. 그러면 승우는 틀림없이 잘 자고 일어나 나를 찾곤 했다. 하지

잠든 직후의 이야기, 암시의 효과가 있다

잠들기 직전에는 동화책을 읽어주거나 자장가를 불러준다. 서로 "잘 자라" "안녕히 주무세요" 같은 잠자리 인사도 나누고 뽀뽀, 포옹 같은 스킨십도 나눈다. 아이가 잠든 직후에는 머리를 쓰다듬으며 좋은 이야기를 들려준다. "승우야 사랑해. 우리 승우는 이제 곧 나아서 아프지 않아. 그리고 얼굴도 달님처럼 환하고 깨끗해져. 너무너무 건강해져서 아빠보다 달리기를 더 잘하게 된단다. 엄마는 항상 웃는 승우가 참 좋아." '~했으면 좋겠다' 로 이야기하기보다 아예 '~해진다' 로 이야기하는 것이 더 좋다고 한다. 이것을 '암시법' 이라고 하는데 굳이 어렵게 생각할 것은 없고 엄마가 바라는 좋은 일들을 현재형으로 이야기한다고 생각하면 된다. 이런 암시는 아이뿐만 아니라 말하는 엄마에게도 암시 효과를 주는 것 같아서 더 좋다.

만 급한 상황이라 말하는 것을 잊기라도 하면 깨어나서 울거나 당황하는 모습을 보였다.

잠든 아이를 안고 움직여야 할 때도 미리 이야기해두면 좋다. "승우야 엄마가 지금 승우를 안고 지하철에서 내릴 거야. 그래도 승우는 깨지 않고 잘 자고 있었으면 좋겠어. 지하철 안과 밖의 온도 차이가 있어서 약간 추울 수도 있어. 그래도 승우는 잘 자자." 이러면 아이는 눈을 잠시 떴다가도 다시 잠들곤 한다. 간혹 내려야 할 정류장을 놓칠까 봐 아이에게 이야기하지 않고 후닥닥 내릴 때도 있는데, 그럴 때면 어김없이 아이가 깨어 보채곤 했다.

과학적인 근거를 댈 수는 없지만 나는 아기가 엄마의 말, 최소한 목소리에 담긴 어떤 느낌이라도 알아듣는다고 생각한다. 특히 잠든 지 얼마 되지 않은 아기의 귀는 예민하게 열려 있다는 확신을 갖고 있다. 그러니 아기가 잠든 직후에도 "깨지 말고 잘 자라, 사랑한다"처럼 간단한 사랑의 말이라도 들려주는 게 좋을 것 같다. 이 방법이 처음부터 모든 아이들에게 100% 같은 효과를 내지 못할 수도 있다. 하지만 여러 번 반복하다 보면 아이도 반응을 보이기 시작할 거라고 믿는다. 아기가 어릴 때 시작할수록 더 빨리 적응하고 더 예민한 반응을 보인다는 점도 기억해두자.

승우가 이유식을 하고 있을 때의 일이다. "승우야 지금은 아침 먹을 시간이야. 김국을 먹을까, 된장국을 먹을까? 아, 아침이니 된장국을 먹고 싶겠구나. 그래 우리 된장국하고 밥 맛있게 먹자" 하고선 점심에 "승우야 지금은 점심 먹을 시간이야. 된장국을 먹을까, 김국을 먹을까? 아침에 된장국을 먹었으니 김국을 먹고 싶겠구나. 그래 우리 김국 맛있게 먹자" 하고 식사를 했는데 마침 집에 와있던 후배가 피식하고 웃었다. "언니, 어차피 아이는 잘 모르는데 뭘 물어봐요. 그냥 엄마가 하고 싶은 대로 해주면 되지, 그런 걸 아이한테 물어보고 혼자 대답하니까 너무 웃겨요."

나는 혼자 묻고 대답한 것이 아니다. 아이에게 질문을 던진 뒤에는 아이가 잠시 생각하고 대답할 수 있을 만큼의 시간적 여유를 준다. 아이가 비록 말을 못하더라도 아이의 반응을 기다리는 시간은 꼭 필요하다고 생각한다. 아이에게 물어보든 엄마 마음대로 하든 결과에는 차이가 없지만, 중요한 것은 아이에게 엄마가 자신의 반응을 기다리고 있다는 메시지를 전달하는 것이다.

못 알아듣는다는 건 어른의 생각일 뿐이다

　　승우가 생후 24개월 정도 되었을 때 충치가 몇 개 생겨서 치과에 가야 할 일이 생겼다. 치과 의사에게 아이한테 왜 충치가 생겼는지, 또 어떻게 치료할 것인지를 설명해 달라고 부탁했다. 그랬더니 치과 의사가 무척 난감한 표정을 지었다. 아마 너무 어린 아이라 설명을 해도 못 알아들을 거라고 생각하는 것 같았다. 그러더니 아이 옆에 서 있는 내 얼굴을 보며 이야기를 하는 것이 아닌가. 그래서 내가 "승우야, 엄마가 예방이 중요하다고 얘기 했었지?"라고 말하자 치과 의사가 "아이가 예방이란 말을 알겠어요?" 그래서 승우에게 다시 이야기했다. "지금 충치 예방을 못해서 승우가 이렇게 치료를 받는 거 알아?" 했더니

두 돌 아이의 '싫어' '안 돼' 어떻게 하지?

　　만 2세가 되면 아무리 말을 잘 듣는 아이라도 엄마의 말에 "싫어!" "안 돼!"라고 대답하고 떼를 쓰기 시작한다. 이것은 아이의 지능이 그만큼 발달하여 '자아 개념'이 생겼다는 증거다. 전문가들이 흔히 '제1반항기'라고도 부르는 자연스러운 발달 과정 중 하나다. 아토피 치료 때문에 아이의 반항을 수용할 수 없는 경우도 있는데, 이 경우에도 때리거나 야단쳐서 억지로 하는 것은 좋지 않다. 심하게 야단치면 마음에 상처를 받고 엄마 아빠를 두려워하게 될 수도 있다. 아직 말을 잘 알아듣지 못하더라도 인내심을 갖고 타일러가며 설득하는 것이 중요하다. 이 고비를 잘 넘겨야 아이의 인성과 아토피 치료, 두 마리 토끼를 얻을 수 있다.

“네. 이 잘 닦을래요”라고 대답했다. 아이의 대답을 듣고 난 치과 의사가 “아이가 예방이란 말을 아네요?”라고 하더니 이후부터는 승우에게 직접 설명해주었다.

승우가 24개월에 ‘예방’이란 말을 알아들었다는 사실이 중요한 것이 아니라 어른들이 ‘아이들은 잘 모를 것’이라고 속단하고 제대로 대화하려 들지 않는다는 점을 이야기하고 싶은 것이다. 아이는 어른의 설명을 들으면서 자신이 존중받고 있다는 것을 느낄 것이다. 그러면 똑같이 힘든 치료 과정이라도 좀더 쉽게 받아들이고 더 오래 참아낼 수 있지 않을까 한다. 치과 치료를 예로 들었지만 아토피 치료 과정에서도 아이에게 이런 느낌을 주는 것이 더 중요한 것 같다.

이제 40개월이 지난 승우와 나는 요사이 의견 충돌을 겪곤 한다. 커 가면서 자기주장이 강해진 아이 때문에 조금 더 힘이 들기도 하지만 한편으로는 자신만의 세계를 갖게 될 만큼 자란 것 같아 대견한 마음도 든다. 승우와 내가 다투게 되는 상황은 이렇다.

얼마 전 승우가 물컵을 들고 있기에 이불 위에 엎지르지 않게 조심하라고 일렀다. 하지만 승우는 이불 위로 물컵을 들고 오다가 엎지르고 말았다. 이불 위만 아니었어도 그냥 넘어갈 수 있었을 텐데 빨래도 힘들고 말리기도 어려운 이불이라 나도 모르게 화가 났다. “승우야!” 소리를 버럭 지르며 거칠게 끌어다 자리에 앉혔다. 엄마 말을 잘 듣지 않은 걸 야단치기 위해서였다. 한편으로는 아이를 함부로 대한 것 같아 미안한 마음도 들었지만 난 이렇게 말했다. “엄마가 얘기했는데도 무시하고 한 행동은 나쁜 행동이니 엄마한테 사과하는 게 맞다고 생

이런 말, 절대 하지 말자

아무리 엄마가 힘들고 아이 때문에 미칠 것 같아도 이런 말만은 하지 말자. 무심코 한 이야기가 평생 동안 가슴에 남는 상처가 될 수 있다. 사실 한 대 때리는 것보다 '언어폭력'이 더 무섭다. 그리고 어쩌다 밖에서 듣는 말보다 하루 종일 함께 지내는 엄마가 '언어폭력'을 사용하게 될 확률이 훨씬 더 높다.

"너 때문에 엄마가 미칠 것 같다(힘들어 죽겠다)." "내가 전생에 무슨 죄를 지어서 이렇게 (너 때문에) 고생이냐." "너만 아니었어도 엄마는(편하게 살았을텐데)…" "너 혹시 괜히 아프다고 하는 거 아냐?" "넌 몰라도 돼. 엄마가 시키는 대로만 해." "다른 애들은 아픈 데 없이 잘만 크는데, 너는 왜 그렇게 아프냐." "그거 먹지 말라고 했지? 그 정도도 못 참아?" "이 아이는 원래 이래요. 아무리 가르쳐도 고쳐지질 않아요."

각해." 그러나 골이 난 승우는 대꾸하지 않고 버텼다. "승우가 엄마한테 사과하는 게 맞는다고 생각하는데, 승우, 엄마한테 사과해야지." 그런데 승우가 하는 말이 이렇다. "엄마 우리 같이 화해하자. 엄마도 나한테 '미안' 안 했잖아." 곰곰이 생각해보니 아이의 말이 틀리지는 않은 것 같았다. 엄마가 먼저 소리를 지르고 거칠게 대했으니 엄마도 자신에게 사과해야 한다고 생각한 것이다. 그래서 엄마가 일방적으로 사과하라는 말에 순순히 항복하지 않은 것이다. 결국 아이와 나는 서로 사과하고서야 화해할 수 있었다.

주위 엄마들 중에는 내게 '아이한테 너무 쩔쩔매는 것 아니냐'고 이야기하는 사람도 있다. 잘못한 일이 있으면 그냥 야단치면 될 걸, 일일이 설명해주고 또 아이에게 사과까지 할 필요가 뭐 있냐는 것이다.

하지만 나는 다르게 생각한다. 초등학교에만 들어가도 '무조건 야단 치기'는 통하지 않게 된다. 그때쯤이면 아이에게 무엇을 잘못 했는지 설명하고, 엄마가 잘못한 점이 있으면 인정하고 사과해야만 진정한 대화가 가능할 것이다. 사춘기 자녀를 앞에 두었다고 생각해보자. 때리고 윽박지르는 게 과연 아이에게 통하기나 할까? 나중에 아이가 크면 그때 가서 대화하겠다고 생각하지만 아이가 어릴 때부터 시작하지 않으면, 그 나중은 절대로 오지 않게 될 것이다. 어릴 때부터의 훈련이 중요하지만, 비록 늦었더라도 당장 시작하는 것이 중요하다. 아이는 자신이 살아야 오랜 세월 중 이제 겨우 3,4년을 살았을 뿐이니 지금 시작해도 늦지 않다. 엄마와 제대로 대화할 수 있는 아이는 또래 친구들이나 다른 어른들과도 제대로 대화할 수 있고 자신의 뜻을 정확히 이야기할 수 있게 된다. 이게 어디 비단 아토피 아이들에게만 필요하겠는가. 그러니 당장은 아토피 치료를 위해, 멀리는 아이의 긴 인생을 위해 제대로 대화하기 위해 노력해보자.

아이의 고집, 꼭 꺾어야 할까?

승우는 고집이 센 아이다. 그러나 막무가내는 아니어서 자신이 들어도 타당한 이유가 있으면 엄마와 타협할 줄도 안다. 아프지 않고 잘 자라는 아이들도 버릇을 제대로 가르치고 키우기가 쉽지 않지만 아토피 아이들은 올바른 훈육이 더 어려운 편이다. 아토피가 심해지면 평소에 잘 하던 자연건강법을 안 하겠다고 고집을 부리는가 하면 빨갛게 먼저 아무리 떼를 써도 들어줄 수 없는 상황을 정하고 그때 어떻게 대처할지 결정한다. 대처는 아이를 때리거나 벌을 세우는 것이 아니라 아이가 좋아하는 것을 금지하는 것이 바람직하다. 그러나 끼니를 거르게 한다든지, 장난감을 아예 버리는 식의 가혹한 벌은 정하지 않는 것이 좋다. 하루 동안 TV나 컴퓨터 게임 금지, 놀이터 외출 금지 정도가 적당할 듯하다. 금지사항을 한번 정하면 어떤 장소, 상황이라도 예외 없이 지키겠다는 결심이 있어야 하니까 신중하게, 그리고 적은 숫자로 정하는 것이 좋다. 그런 다음 아이에게 그 상황이 생기기 전에 미리 엄마가 어떻게 할지 이야기를 해둔다. "쇼핑센터에 가서 과자를 사달라고 아무리 떼를 써도 소용없어. 엄마는 사주지 않을 테니까. 그리고 네가 떼를 쓰면 그 즉시 집으로 돌아올 거야." 그리고 약속한 것은 무조건 지켜야 한다. 한 번이라도 어기면 떼쓰는 일은 줄어들지 않기 때문이다. 집에서 떼를 쓰는 경우라면 아이에게 대꾸하거나 꾸짖는 대신 무시하는 방법도 효과적이다.

변한 제 얼굴을 보고 무척 우울해 하기도 한다. 엄마 역시 그런 아이의 뒷바라지를 하느라 몸과 마음이 물 먹은 솜처럼 축 처져 있기 마련이고….

자연건강법을 시작하기 전에 아이와 함께 마음의 준비를 하는 것이 나중에 이런 과정을 겪을 때 많은 도움이 된다. 나는 자연건강법을 하기 전에, 그리고 먹을거리를 주기 전에 항상 승우에게 자세하게 이야기해 주려고 노력했다. 승우에게 아직 젖을 먹이고 있을 때도 마찬가지였다. "승우야 엄마는 다른 사람들이 몸에 좋다고 하는 쇠고기 미역국, 우유와 요구르트, 케이크와 과일보다는 채소를 많이 먹으려고 해.

그동안 아이와 늘 티격태격하다가 갑자기 좋은 말로 대화를 시작하는 게 어렵게 느껴질 수도 있다. 그럴 때는 스킨십을 사용하는 것도 좋다. "그래" "사랑한다" "정말 잘했어"처럼 간단한 말을 하더라도 아이와 눈을 마주치며 꼭 끌어안아준다. 가볍게 머리를 만져주거나 등을 쓸어주는 것도 좋다. 억지로 대화를 하려고 아이를 앞에 끌어 앉히기보다는 아이에게 동화책을 읽어주고 책에 대해 이야기를 나누는 것이 훨씬 자연스럽다. 더 좋은 방법은 아이와 몸을 움직이며 놀아주는 것이다. 그런 다음 아이와 대화를 나눈다면 기분 좋은 상태에서 대화를 하게 되므로 친밀감을 쉽게 느낄 수 있다.

그렇게 하면 네가 먹을 젖이 더 좋아진대. 지금까지는 채식을 많이 하지 않았지만 앞으로는 더 좋은 젖을 만들기 위해 좋은 음식만 가려 먹을게." 그리고 다른 아이들은 다 먹지만 엄마가 사주지 않는 시판 간식에 대해서는 먹지 말아야 할 이유를 자세히 설명해주곤 했다. "저 아이스크림에는 맛있게 하기 위해 화학물질이 조금씩 들어간단다. 먹을 때는 달고 맛있지만 그 화학물질이 몸속에 많이 쌓이면 아프게 되는 거야." 이렇게 아이에게 이야기를 해주다 보니 아이 스스로 먹어야 할 음식과 먹지 말아야 할 음식을 어렴풋이나마 제 스스로 구분해낼 수 있게 되었다.

그래서인지 승우는 먹지 말아야 할 것을 끝까지 먹겠다고 우기는 경우가 좀처럼 없는 편이다. 아직 어린 아이인데 먹고 싶은 것이 왜 없을까. 그래도 그것을 참아야 하니, 어찌 보면 어른인 나보다 그 점에서는 더 대단하다는 생각도 든다. 그런 승우도 가끔 손님이 준 사탕을 차마 먹지는 못하고 그냥 손에 쥔 채 좋아하는 모습을 보이곤 한다. 그럴 때면 코끝이 찡하고 마음이 아리다. '까짓 사탕 하나쯤이야' 하는 생각이 절로 든다. "승우야, 먹고 싶으면 먹어도 돼." 하지만 승우는 이렇게 대답한다. "아니, 그냥 냄새만 맡고 버리려고…." 아이의 대답이 대견하고 고마워서 끌어안고 사랑한다고 말하지 않을 수 없다.

대개 아토피 아이들은 먹을거리 때문에 스트레스를 많이 받아서인지 다른 것에 집착하거나 심하게 떼를 쓴다. 나부터도 '먹는 즐거움이 가장 크다'고 생각하는 사람이었는데, 좋아하는 음식을 딱 끊으려니 스트레스가 이만저만이 아니었다. 머리로는 다 이해가 되지만 입에서 당기니 미칠 노릇이었다. 먹을거리에 대한 불만은 고집으로 이어지는 경우가 많다. 불만이 많아질수록 아이는 무조건 "안 할래"라고 대답하게 된다. 그럴 때는 아이를 한 대 쥐어박고 싶은 생각이 굴뚝같다. 하지만 우선 심호흡을 몇 번 하고 나서 아이에게 이야기를 한다. 아니, 어쩌면 화가 나서 폭발할 것 같은 나 자신에게 하는 이야기일지도 모른다. "승우야, 승우가 이렇게 안 한다고 하면 엄마는 참 힘들어. 엄마도 네가 하자는 대로 해주고 싶지만 지금 그럴 수도 없고, 그렇다고 승우한테 억지로 하라고 하고 싶지도 않은데. 승우가 엄마에게 한번 양보하면 안 될까?"

이렇게 설득하다 보면 어느 순간 아이가 "네"라고 대답한다. 그 대답을 듣기까지 한 시간 이상이 걸리기도 하지만 그것 역시 아토피 아이를 키우는 부모가 감수해야 할 몫이 아닌가 싶다. 그리고 엄마 역시 아이가 고집을 심하게 부린다면 무조건 "안 돼"라고 대답하기 전에 최선을 다해 들어주려고 노력해야 한다. 그게 어렵다면 아이에게 합리적으로 설명하고 가능한 선에서 타협하기를 권한다. 예를 들어 시판 아이스크림은 사줄 수 없지만 대신 집에서 엄마가 아이스크림을 만들어주고, 시판 과자 대신 생협 매장의 과자를 사주는 것으로 대체하는 정도는 무난할 것 같다.

아이가 떼를 심하게 쓴다면 우선 '내 욕심이 과하지 않았나' 부터 반성해보자. 부모 뜻대로 움직여야 더 빨리 아토피가 나을 것이라는 기대로 아이에게 무리한 것을 시키지 않았는지 다시 생각해보아야 한다. 아이의 상태가 안 좋을 때일수록 부모는 욕심을 내게 되고, 아이에게 더 자주 "안 돼"라고 이야기하게 된다. 그래야 빨리 좋아질 테니까…. 아이와 제대로 대화할 수 없는 것도 부모가 '빨리빨리'의 욕심에 사로잡혀 있기 때문이다. 이걸 해야 빨리 낫는데, 이걸 안 먹어야 빨리 낫는데…. 그러니 아이가 원하는 것을 들어줄 수가 없다. 성장발달도 뒤로 제쳐두고, 인성교육도 나중으로 미루고 오로지 '빨리 낫기'만을 위해 부모의 마음이 급해져 있기 마련이다. 아이가 아프다고, 고통스럽다고 소리를 질러도 부모 귀에는 잘 들리지 않는다. 나 역시 그 과정을 겪었다. 하지만 시간이 지나고 나니 그렇게 아이를 다그쳐가며 치료하는 것은 아무 소용이 없다는 것을 깨달았다. 아토피만 더 악화시키기 십상이다. '지금 열심히 돈 벌어서 나중에 호강하며 잘 살아야지' 했다가 자신이 번 돈을 제대로 써보지도 못하고 세상을 떠나는 사람들도 있다. '지금은 병을 고치고 나중에 아이랑 행복하게 살아야지'라고 생각하는 것도 이와 같다고 생각한다. 그래서 병을 고치는 사이

이미 엄마도 아이도 행복을 느낄 줄 모르는 사람이 되어가고 있는 건
아닌지, 함께 있으면 행복할 수 없을 정도로 사이가 나빠지는 건 아닌
지 점검해보는 기회가 꼭 필요한 것 같다.

더 넓은 세계를 보여주는 방법, 여행

승우는 신생아 때부터 심한 아토피를 앓았지만 그것 때문에 가야
할 곳을 못 간 적은 없다. 도리어 아토피 때문에 더 많은 곳을 돌아다
녔다고 해도 과언은 아니다. 진물이 나고 빨개진 아이의 얼굴에 신경
을 쓰다보면 집 밖에 나가는 것 자체가 불가능해질 수도 있었다. 그러
나 나는 남들이 '차마 못 보겠다'는 심한 상태의 승우를 안고 여행을

Tip

여행 갈 때 먹을거리 챙기기

우선 숙소에서 간단한 취사가 가능한지부터 체크한다. 국내 여행이라면 아예 밥까지 해서
아이스박스에 담아가면 된다. 반찬은 잘 상하지 않는 장아찌, 마른 반찬 중심으로 준비한
다. 내가 여행갈 때 준비하는 반찬은 장아찌, 김치, 마른 김, 양념장, 쌈 채소, 송이버섯, 취
나물, 김치, 생협 감자라면, 육수 낼 굵은 멸치, 간장, 된장, 고추장, 쌀 등이었다. 가족들의
식성에 맞춰 멸치조림, 연근조림, 미역무침 등을 준비해도 된다. 여기에 간식으로 먹일 과
일을 준비한다. 만약 해외여행을 갈 거라면 과일이나 생 채소류는 반입이 안 되는 곳도 있
으니 미리 가능한 종류를 알아봐야 한다. 가져갈 수 없다면 현지에 가서 과일과 채소를 구
해서 조리해 먹어도 된다.

자주 다녔다. 아토피에 좋다는 온천, 공기 좋고 물 좋은 산이라면 어디든 찾아다녔다. 사람 많은 곳에 갈 때마다 상처받을 일도 많이 생겼지만 그래도 아이만 좋아진다면야…. 엄마가 상처받고 괴로워하면 아이도 상처받을 거란 생각에 마음을 다잡고 웃으려고 애썼다. 우리의 여행은 승우의 아토피 때문이기도 했지만 한편으로는 어릴 적에 더 다양한 경험을 갖게 해주고 싶다는 욕심 때문이기도 했다. 이렇게 자연 속으로 여행을 나서지 않으면 자칫 콘크리트로 된 건물 안에서만 자라게 될 수도 있을 터였다.

아토피 때문에 먼 곳은 가기 어려울 거라 생각하기 쉬운데, 우리 부부는 승우를 데리고 제주도와 괌에도 다녀왔다. 승우가 맨 처음 제주도행 비행기를 탔을 때는 생후 7개월 무렵이었다. 그 즈음 강원도에서 한 달여를 지내다 온 뒤로 승우의 아토피가 많이 나아진 상태였다. 하

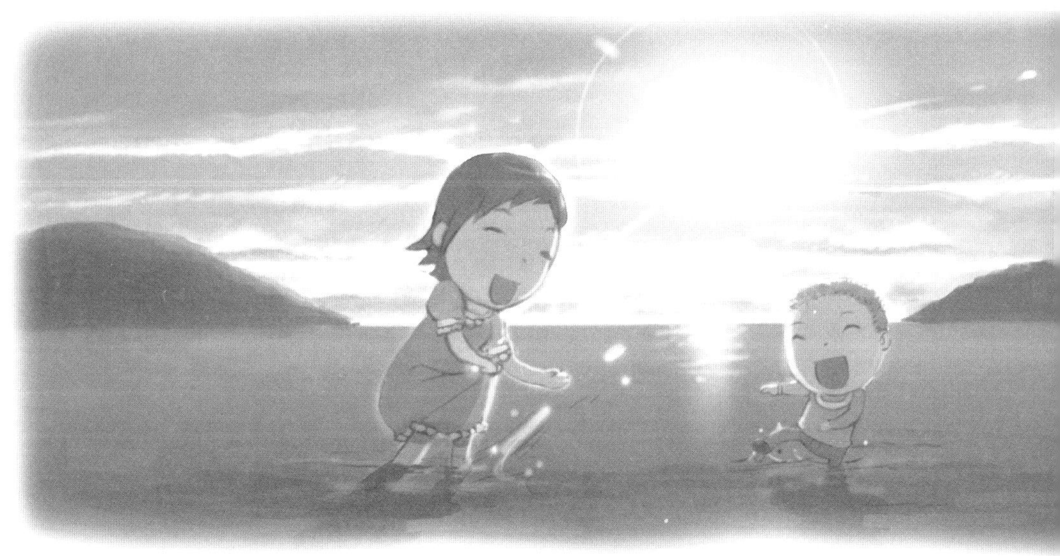

지만 많이 나았다고 해도 남들 눈에는 여전히 심한 아토피였다. 비행기 안에서 진물이 흐르는 승우의 빨간 얼굴을 보고 깜짝 놀라 뒷걸음치는 사람도 있었고 아이가 왜 그러냐며 혀를 차는 사람도 있을 정도였다. 사실 제주도 여행 내내 사람들이 놀라는 소리를 계속 들어야 했다. 제주도에 도착한 우리는 주로 햇볕이 강하지 않은 시간에 바닷가에 나가서 놀곤 했다. 물이 좋아서였는지 냉온욕을 하면 승우의 피부도 훨씬 좋아졌다.

두번째로 제주도를 찾은 것은 승우의 두 돌 무렵이었다. 가을의 제주도 바닷가에는 신혼부부 몇 쌍만 보일 뿐 아무도 바닷물 속에는 들어가지 않았다. 우리 모자는 바닷물에 풍덩 뛰어들었다. 아무리 제주도라고 해도 가을의 제주도 바닷물은 뼛속까지 한기가 느껴질 정도였다. 바닷가에 있던 사람들이 발길을 멈추고 우리 모자를 쳐다보고 있었다. '저 아이 엄마 미친 거 아니야?'라는 수군거림이 귓가에 들려오는 것만 같았다. 하지만 승우는 그다지 추워하는 기색 없이 엄마에게 물을 뿌리며 신나게 놀았다. 가을의 이런 물놀이를

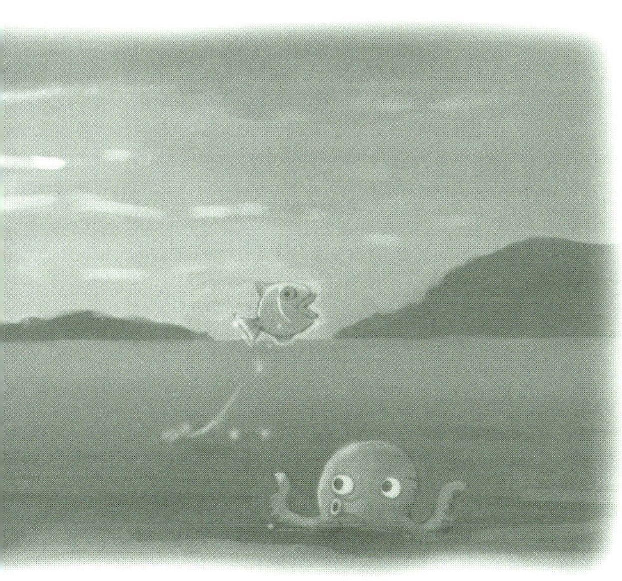

비행기 내에서의 보습 : 평소 사용하는 보습 로션을 주머니나 손가방에 챙겨서 수시로 꺼내 발라줘야 한다. 상상 이상으로 건조하기 때문에 피부가 쩍쩍 갈라질 수도 있다.

기내식 주의 : 비행기 안에서 먹을 기내식 역시 도시락으로 준비하는 것이 편리하다. 만약 그러지 못했을 때는 표를 예매할 때 미리 '채식 식사'를 주문해둔다. 육류를 빼고 나오기 때문에 일반 기내식보다는 나은 편이다.

반입 가능 식품 확인하기 : 과일은 가져갈 수 없는 국가가 많다. 가공 식품은 대체로 가능하지만 채소를 그대로 가져가는 경우에는 미리 잘 알아봐야 낭패를 당하지 않는다.

아무나 할 수 있는 것은 아니다. 승우는 신생아 적부터 냉온욕을 하면서 찬물에도 익숙해져 있고, 또한 건강하기에 가능한 일이었다. 다른 아이였다면 추워서 들어가려고 하지 않았을 테고, 들어갔다고 해도 감기에 걸렸을 것이다.

제주도에는 친정 동생과 함께 갔는데 불만이 대단했다. "제주도까지 와서 맛있는 음식 한번 못 사먹고 도시락만 먹어야 하는 거야?" "그럼 이렇게 훌륭한 자연 속으로 놀러 와서 조미료 잔뜩 들어간 음식을 먹고 싶어? 회사 다닐 때야 어쩔 수 없지만 이런 날이라도 자연식을 먹으면 장이 얼마나 고맙게 생각하겠냐." 결국엔 동생도 맞장구를 쳤다. 승우는 김치 하나에 밥 한 그릇을 다 먹어치웠다. 승우는 제주도를 다니는 내내 "엄마, 멋있다! 물이다!"를 연발하며 좋아했다. 제주도 여행을 다녀온 뒤로 승우의 성격이 한층 밝아졌고 여행의 즐거움도 알았는지 종종 또 여행을 가고 싶다고 말할 정도가 되었다.

괌에 간 것은 승우가 생후 23개월 되던 때였다. 괌의 해수는 염분의 농도가 높아서 아토피에 좋다는 이야기를 들었기 때문이었다. 마침 친정엄마의 칠순이기도 해서 부모님을 모시고 여행길에 오르게 되었다. 그런데 두 가지 문제가 있었다. 첫번째는 비행기 안이 무척 건조하다는 것이었다. 4시간이나 비행기를 타야 했기 때문에 그만큼 신경을 많이 써야 했다. 두번째는 먹을거리였다. 먹지 말아야 할 음식이 많기 때문에 그곳 호텔에서 나오는 음식이나 기내식을 주는 대로 먹을 수는 없었다.

괌으로 가는 비행기 안에는 아토피 아이들이 꽤 많이 타고 있었다. 그런데 그 중 한 아이의 손가락이 툭 하고 터지는 게 아닌가. 사람의 손가락이 그렇게 터질 수 있다는 걸 그때 알았다. 그 정도로 비행기 내부는 건조했다. 승우의 피부가 건조해지지 않도록 보습제를 충분히 준비하는 걸 잊지 않았지만 그 4시간 동안 마음이 조마조마 하는 건 어쩔 수가 없었다.

괌 행 비행기 안에서도 예의 그 '비난하는 눈초리' 는 여전히 따라다녔다. 들으란 듯이 '저런 아이를 데리고 어떻게 여행을 다니냐' 고 하는 사람도 있었다. 그 사람들 눈에는 여행 가고 싶어서 아픈 아이를 데리고 나선 무식한 엄마로 보였으리라. 하지만 그런 시선과 말에는 어느 정도 단련이 된 터라 '내가 이런 취급당한 게 어디 한두 번이었나, 굳세어라 신소영!' 을 외치며 꿋꿋하게 버텼다. 먹을거리 문제는 숙소를 호텔 대신 콘도로 정하고 밑반찬과 쌀을 챙겨가는 것으로 해결했다. 그래서 4박5일의 일정 동안 단 한 끼도 사먹지 않았다. 돈도 절약되고 아이의 건강도 지킬 수 있었으니 말 그대로 일석이조가 아닌가.

괌에서 지내는 동안 내내 바닷가에서 살았다고 해도 과언이 아니다. 외국이다 보니 승우를 데리고 다녀도 다른 사람들이 별로 관심을 갖지 않았다. 처음에는 외국인을 보고 낯설어 하던 승우는 하루가 지나자 말도 통하지 않는 외국인들에게 되지도 않는 말로 웅얼거리며 아는 척하느라 분주했다. 승우는 정말 못 말리는 개구쟁이였다. 마음이 편해서인지 오랜만에 나도 자유로운 기분을 만끽할 수 있었다. 신나게 놀면서 아이도, 나도 휴식을 취할 수 있었으니 천국이 따로 없었다.

제주도와 괌 이야기를 꺼낸 것은 준비만 잘 한다면 장거리 여행도 두려워할 것 없다는 이야기를 하기 위해서이다. 다른 엄마들에게 틈나는 대로 맑은 공기와 햇볕을 실컷 쐴 수 있는 곳으로 나가라고 권하고 있다. 그러면 아이와 엄마 모두 잠시라도 '아토피'에서 벗어나 몸과 마음을 쉴 수 있기 때문이다. 내 경우에는 한번씩 여행을 다녀오면 스트레스가 풀려서 아이와 더 사이좋게 지낼 수 있었고, 생활도 훨씬 여유로워지곤 했다. 엄마를 위해서도 여행은 좋은 활력소가 되는 것 같다. 자연 속에서 마음껏 뛰놀면서 땀 흘리게 해주는 것이 아토피 치료에도 큰 도움이 되는 건 물론이다. 집에서 풍욕 몇 번, 냉온욕 몇 번 시키는 것보다 여행을 다녀오는 편이 더 좋을 수도 있다. 아이가 아프더라도 그 또래 아이들이 하는 건 뭐든 하게 해줘야 한다. 여행도 예외일 수는 없다. 아이를 품 안에서, 집 안에서만 키우는 대신 세상 속으로, 자연 속으로 자꾸 자꾸 데리고 나아가는 연습을 시작하자.

아이를 세상 속으로 내보내기 위하여

우리 승우는 지금 공동육아 어린이집에 다니고 있다. 이미 아토피 모임을 통해서 많은 친구를 사귀었지만 어린이집에서 하는 단체 생활은 부정기적으로 만나는 친구들과는 많은 차이가 나는 것 같다. 어린이집에 다니기 시작한 뒤로는 모임에서 또래 아이들을 만나도 이전처럼 잘 싸우지 않고 양보하는 모습을 보이곤 한다. 생활이 규칙적으로 바뀌고 활동량이 늘면서 다른 생활습관도 자연스럽게 좋아지는 것 같다. 승우도 처음 어린이집에 갔을 때는 거실에서 노는 아이들 속으로 곧장 들어가지 못하고 주위를 계속 맴돌기만 했다. '아빠를 닮아서 수줍음을 타나보다' 싶다가도 '아토피 때문에 성격이 소심해진 건 아닐까' 하는 생각이 잠깐씩 드는 건 어쩔 수가 없었다. 하지만 한 일주일 정도 적응기간을 거친 후에는 친구들과 잘 지내고 있다.

지금의 공동육아 어린이집을 선택하는 과정도 쉽지는 않았다. 나는 한글이나 영어, 수교육 같은 인지교육보다는 사회성과 자연 속

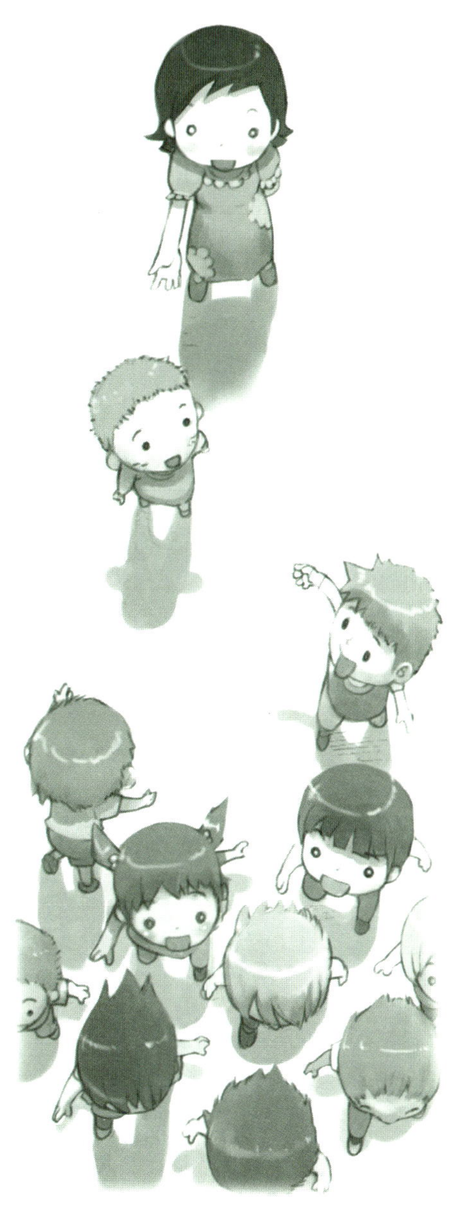

아토피 아이들에게 가장 문제가 되는 것은 사회성이다. 또래 친구들과 어울릴 기회를 줘야 한다.

공동육아 어린이집, 어디 있나?

이미 운영중인 전국 50여 곳의 어린이집 외에도 각 지역에 준비 모임과 품앗이 공동육아 등이 있다. 각 어린이집 연락처나 해당 지역의 어린이집이나 모임을 찾고 싶으면 (사)공동육아와 공동체육아(www.gongdong.or.kr)로 문의하면 된다. 전화문의는 02-814-3606.

■ 서울

개구리(강서구 화곡동)/꿈꾸는(강북구 우이동)/해와달(동작구 상도동)/산들(광진구 구의동)/소리나는(은평구 갈현동)/재미난(강동구 강일동)/즐거운(광진구 중곡동)/우리(마포구 서교동)/통통(노원구 상계동)/함께 크는(서초구 우면동)/행복한 우리(성북구 정릉동)/우리동네(관악구 봉천동)/참나무(마포구 성산동)

■ 경기

굴렁쇠(성남시 분당구 여수동)/꾸러기(성남시 분당구 정자동)/두껍아 두껍아 뭐하니(분당구)/세발까마귀(성남시 분당구 궁내동)/도깨비(고양시 덕양구 원흥동)/도토리(고양시 덕양구 도내동)/여럿이함께(반일/고양시 일산구)/야호!(고양시 일산구 대화동)/반딧불이(파주시 교하읍)/어깨동무(과천시 갈현동)/열리는(과천시 과천동)/튼튼(과천시 과천동)/감나무(군포시 산본)/개똥이네(의왕시)/하늘땅(의왕시 내손동)/햇볕은 쨍쨍(안산시 일동)/영차(안산시 일동)사이좋은(수원시 권선구 호매실동)/달팽이(수원시 장안구)/산(부천시 소사구 송내동)/파란하늘(하남시 감일동)/친구야 놀자(안양시 동안구 관양동)/꿈틀꿈틀(의정부시 장암동)/느티나무(평택시 오성면)/하늘구멍(경기도 김포시 고촌면)

■ 인천

너랑나랑(남구 문학동)/해맑은(계양구 계산동)

■ 강원

산들바람(강릉시 사천면)/소꿉마당(원주시 흥업면)/신나는(춘천시)

■ 대전충청

모여라(충남 천안시)/친구랑(대전시 유성구 죽동)/아이들세상(충북 충주시 봉방동)

■ 대구경북

노마(대구시 국우동)/솔방울(대구시 달성군)/씩씩한(대구시 수성구 시지동)

■ 부산경남

민들레(경남 김해시 화목동)/아이들 세상(부산시 금정구 장전동)/씽씽(부산시 부산진구 양정동)/쿵쿵(부산시 북구 화명동)

에서 자연스럽게 길러지는 인성교육이 더 중요하다고 믿고 있다. 또 아토피를 이겨내면서 먹을거리가 아이의 건강은 물론이고 인성까지도 좌우한다는 것을 깨달았기에 좋은 식단을 갖고 있는 곳을 고르고 싶었다. 하지만 주위의 좋다는 유치원들도 인지교육에만 신경을 쓸 뿐, 먹을거리에는 충분히 투자하지 않는 것 같았다. 아이들의 먹을거리가 얼마나 중요한데…. 외국의 경우 유치원이나 학교 급식은 친환경 농산물로 먹인다는 이야기를 듣고는 얼마나 부러웠는지 모른다.

안전한 먹을거리를 먹이고, 또 답답한 콘크리트 안에서만 생활하는 것이 아니라 흙을 밟으며 뛰놀게 하는 곳을 찾다보니 공동육아 어린이집 사이트를 알게 되었다. 아이들에게 건강한 환경과 먹을거리를 제공하고 자연 속에서 올바르게 성장할 수 있도록 하는 프로그램을 가르치자는 부모들이 모여 만든 곳이었다. 그곳에서 우리 집과 가장 가까운 곳을 찾아보았지만 안타깝게도 너무 멀었다. 그곳을 보내자면 이사를 해야 할 터였다.

결국 남편과 몇날 며칠을 상의한 끝에 이사하기로 결정했다. 그리고 승우는 이곳 의왕시에 있는 '개똥이네 어린이집'에서 너무나 행복한 시간을 보내고 있다. 나 역시 안심하고 아이를 맡기고, 그 시간에 여유를 가질 수 있어 좋다.

아토피 아이들에게 가장 문제가 되는 것이 사회성이다. 아토피가 심하면 치료하느라 바쁘기도 하고, 또 남들의 시선 때문에 잘 나가지 않게 되니까 아이가 또래 친구를 사귈 기회가 적어진다. 그러다 보니 다른 아이들과 어떻게 놀아야 할지를 배우지 못하고, 막상 어린이집에 가서는 아이들과 제대로 어울리지 못하는 경우가 많다. 아토피 아이들은 날카롭고 예민한 성격에 엄마와 단둘이 보낸 시간이 많았고, 또 다른 사람들의 시선을 굉장히 의식하기 때문에 적응 과정이 몇 배나 더 힘들다. 어떤 엄마는 아토피 때문에 아이 음식, 아이 물건을 늘 따로 챙겨주었더니 나중에 자기 물건에 심하게 집착해서 당황스러웠다는 이야기를 들려주었다.

먹을거리도 그렇고, 이것저것 신경 써야 할 일이 많아지다 보니 어떤 엄마는 아예 학교에 들어갈 때까지 아무 데도 보내지 않고 집에서만 키운다고 하는 경우도 있는데, 내 경험으로 볼 때 득보다 실이 큰 것 같다. 아토피에는 조금 도움이 될지 몰라도 초등학교에 들어가서 갑자기 또래 아이들과 단체 생활을 시작하게 된다면 학교에 적응하기가 쉽지 않을 것이다. 그러나 그때 가서 후회해 봐야 소용없는 일이 될

생태유아공동체는 아이들에게 친환경 유기농 먹을거리를 제공하고 생태와 자연, 생명의 소중함을 가르치자는 취지에서 생긴 곳. 일정 요건을 갖춘 유치원이나 어린이집이 조합을 결성하고 그곳에서 생산자와 직거래로 아이들의 먹을거리를 구매한다. 가까운 유치원이나 어린이집을 찾으려면 해당지역 생태유아공동체 사이트를 검색해본다.

사단법인 생태유아공동체(부산) www.ecokid.or.kr 051-583-4554
수도권생태유아공동체 www.ecokid.org 02-884-0798
광주생태유아공동체 www.ecokid2.org 062-670-2317
대구생태유아협의회 www.deca.or.kr 053-749-7273

것이다. 그래서 내 생각에는 만 3세가 되면 또래 아이들과 적극적으로 어울릴 수 있도록 엄마가 신경을 많이 써줘야 할 것 같다. 승우는 아토피 모임을 통해서 친구를 사귀었는데, 만약 모임을 잘 할 수 없는 경우라면 가까이 또래 아이를 키우는 엄마와 사귀는 것이 꼭 필요하다.

만 3세 이후에는 어린이집에 보내도 좋을 것 같다. 하지만 아토피 아이를 둔 엄마는 어린이집이나 유치원을 고를 때 좀더 신중해져야 한다. 가급적 지은 지 얼마 되지 않은 새 건물은 피하는 것이 좋고, 실내에서만 지내는 것이 아니라 자연 속에서의 활동이 많은지도 살펴보아야 한다. 특히 음식 문제가 중요하다. 가능하면 유기농 급식을 하는 곳이 좋고, 정 안 되면 조미료(미원과 다시다)만이라도 쓰지 않는 곳이어야 한다고 생각한다. 최근 공동육아 어린이집은 물론 국공립 어린이집 일부, 사설 어린이집 일부에서 유기농 식단을 운영하고 있고, 점차 확산되고 있는 추세다. 그게 어렵다면 아토피 아이를 둔 엄마들끼리 모여 유치원이나 어린이집에 유기농 급식을 요구하는 방법도 있다. 유기농 급식을 할 때 1인당 추가로 부담해야 할 금액이 몇 만원 차이(한 환경단체에서 들은 이야기로는 생산자와 직거래를 하기 때문에 1만원 조금 더 되는 금액만 부담하면 된다고 했다)밖에 나지 않는다고 한다.

현실적인 여건이 맞지 않는다면 미리 원장 선생님과 상담하여 음식에서 조미료를 빼줄 수 있는지 상담해본다. 가까이 살고 있는 다른 아토피 엄마들과 함께 알아보고 요구한다면 좀더 쉬울 것이다. 요즘은 워낙 아토피 아이들이 많으니 불가능하지 않을 것이다. 간혹 다른 엄마들이 도시락을 싸서 보내면 되지 않느냐고 말하기도 한다. 그러면서

“우리 아이는 도시락을 싸주면 참 잘 먹어요. 다른 음식에는 관심도 없고요”라고 자랑스럽게 이야기한다. 하지만 그건 엄마에게는 안심이 되는 일일지 몰라도 아이 입장을 생각한 배려는 아니라고 생각한다. 친구들이 똑같은 급식을 먹고 있을 때 혼자 도시락을 펼쳐놓고 먹는 것이 뭐 그리 즐거운 일이겠는가.

도시락만큼은 말리고 싶다. 또래 아이들과 자연스럽게 사귀는 걸 방해하고 아이에게 스트레스를 많이 주기 때문이다. 학교 급식이나 어린이집 급식을 먹고 크게 문제가 생기지 않는다면 차라리 다른 아이들과 똑같이 먹을 수 있게 해주는 편이 훨씬 낫다. 그리고 아이가 먹지 말아야 음식은 아이 스스로 가려낼 수 있도록 해주는 것이 좋다.

승우가 또래 아이들의 세상 속으로 들어간 지 벌써 1년이 가까워진다. 아이의 가장 좋은 선생님은 엄마라고 한다. 하지만 가장 좋은 선생님 한 명과 계속 공부하는 것보다 좋고 나쁜 선생님 여러 명에게 배우는 것이 더 좋지 않을까 싶은 생각이 든다. 즉 엄마 혼자 아이를 키우고 가르치고 돌보는 것보다는 또래 친구들과, 다른 어른들과 부딪히며 지낼 때 더 많은 것을 배우는 것 같다. 아토피가 심하다고 해서 집 안에서만 지내게 해서는 안 된다. 자꾸 더 많은 사람들을 만날 수 있도록 해주어야 아이 역시 세상을 향해 쑥쑥 커나갈 것이라고 믿는다.

3장

아토피 아이의 엄마를 괴롭히는 스트레스

아픈 아이, 미칠 것 같은 엄마

아토피 아이도 힘이 들지만, 엄마 역시 엄청난 스트레스를 받게 된다.
자연건강법 자체가 엄마의 시간과 노력을 많이 필요로 하기 때문에 힘들고,
자연건강법에 대한 주위 사람들의 몰이해와 오해 때문에 더욱 힘들다.
가깝게는 남편부터 얼굴 한번 본 적 없는 이웃에 이르기까지, 사람들과의 관계는
늘 어렵고 힘들다. 그러나 엄마의 스트레스는 아이의 아토피 상태에
큰 영향을 미친다. 엄마의 스트레스는 아이의 스트레스로 이어지고,
스트레스는 아토피를 악화시키기 때문이다. 엄마가 건강하고 밝아야
아이도 건강하고 행복하게 자란다. 승우 엄마가 겪어야 했던 온갖 스트레스와
그 스트레스를 해소하는 노하우를 알아보자.

아토피 때문에 흔들렸던 우리 가정

남편과 결혼한 지 올해로 12년째가 된다. 돌이켜 생각해보면 쉬운 일이 하나도 없었다. 남들은 결혼해서 아이 낳고 아기자기 재미있게 사는 것처럼 보이는데 막상 내가 부딪혀보니 쉬운 일이 하나도 없었다. 아이가 쉽게 생기지 않아 노심초사하고, 임신이 되어서도 몸이 약해 살얼음판을 걷는 것 같더니 태어난 아기는 심한 아토피를 앓기 시작했다. 어렵사리 가진 아이인 만큼 누구 못지않게 잘 키워보리라 다짐했건만, 내 아이는 남들처럼 키울 수도 없는 어렵고 끔찍한 병을 갖고 태어난 것이다. 퉁퉁 붓고 진물 흐르는, 아무리 예쁘게 봐주려고 해도 괴물처럼 보이는 갓난아기를 안고 있는 부모의 심정을 그 누가 알 수 있을 것인가.

사실 우리 부부는 결혼부터 쉽지 않았었다. 당시 남편은 학생이었다. 부모님은 당연히 반대하셨고 어렵사리 허락을 받아 결혼할 수 있었다. 그리고 미처 가족계획을 세우기 전에 덜컥 임신이 되어 버렸다. 상황이 좋지 않았지만 그래도 한 생명을 내 안에 키우고 있다는 사실에 두려움 반, 기대 반의 심정이 되었다. 신중하고 조심스럽게 생활했지만 유산되고 말았다. 그때만 해도 임신을 하면 당연히 아기를 낳을 줄 알았는데, 뱃속의 아기가 죽다니 잘 믿기지 않을 정도로 충격적이었다. 유산이란 드라마나 소설 속에서만 나오는 줄 알았는데 내게 닥칠 줄은 꿈에도 상상하지 못했다. 그 뒤로는 누가 임신, 출산에 관한 이야기만 꺼내도 눈물이 나곤 했다. 우리 부부의 상황이 좋지 않을 때 잃은 아이여서 왠지 더 애틋한 마음이 생겼던 것 같다. 하지만 유산은 한 번으로 끝나지 않았다. 몇 번의 임신과 몇 번의 유산···. 아기를 간절히 기다렸지만 아기들은 잠시 내 속에 머물다 사라져갔다.

결혼한 지 5년이 넘어서자 부부 사이의 대화도 적어졌다. 서로 할 말도 없어서 우두커니 앉아 TV만 쳐다보곤 했다. 몇 번의 유산을 겪은 뒤에는 '남편이 아기를 포기했으면' 하고 바랐다. 아기를 낳을 자신이 없어지고 있었다. 하지만 남편은 쉽게 포기하려고 하지 않았다. 아직 젊으니 한 번 시도해보자는 것이었다. 눈앞에 까마득하게 높은 장벽이 서 있는 것처럼 막막하고 답답했다. 매달 배란기만 돌아오면 미칠 것 같아서 남편을 신경질적으로 대하거나 괴롭히기도 했다. 아기를 포기하지 않는 남편이 원망스러웠고 자꾸 아이를 유산시키는 내 몸이 미웠다. 황무지처럼 건조해진 우리 부부 사이에는 깊은 골짜기가 패였다. 아이를 기다리는 부부에게 '유산'과 '불임'은 결혼 생활

자체를 깨뜨릴 만큼 무서운 것이었다. 스트레스에 시달리다보니 몸이 자꾸 아팠고 생리도 고르지 않았다.

도저히 안 되겠다는 생각에서 국선도를 시작했다. 내 몸과 마음부터 다스려야 살 수 있을 것 같았다. 시작한 지 몇 달 지나지 않아 1년에 일곱 번밖에 없었던 생리가 매달 꼬박꼬박 찾아오기 시작했다. 그만큼 몸이 건강해졌다는 신호라고 생각했다. 국선도를 시작한 지 1년쯤 되던 때, 드디어 임신이 되었다. 뛸 듯이 기뻤지만 한편으로는 또 유산이 될까봐 두려웠다. 이번에도 유산이 되면 다시는 임신하지 못할 것 같다는 생각에 불안했다. 당시 연세대학교 정신 전문 간호사 과정을 공부하고 있었고 너싱홈이라는 치매 환자 시설에서 근무 중이었는데, 나와 남편에게 '아기'보다 중요한 것은 없었다. 그래서 직장을 그만두고 임신 기간 내내 책도 많이 읽고 좋은 음식을 가려 먹고, 좋은 생각만 하려고 노력했다. 당시 나는 누구보다도 좋은 엄마가 되고 싶었고 또 그럴 자신도 있었다. 그렇게 얻은 아기이니, 천군만마를 얻은 장수의 기쁨이 그런 것 아니었을까 하는 생각이 들 정도였다.

기쁨도 잠시, 아이의 아토피가 시작되면서 나는 형편없는 엄마가 되어버렸다. 내 아이가 아플 거라고는 꿈에도 상상해본 적이 없는 '보통 엄마'로서의 준비밖에 하지 않았으니 어쩌면 당연한 일이었다. 아이를 낳기만 하면 그저 알아서 무럭무럭 잘 자라리라 생각했다. 그런데 우리 아이는 태어나서 4주만 그런 행복을 맛보게 하고는 내게 엄청난 시련을 가져다주었다. 얼굴이 빨갛게 변하면서 오톨도톨 무엇인가 돋기 시작했다. 그러더니 순환장애가 있는 것처럼 사지가 시커멓게 변하고 여기저기서 진물이 흘러나왔다. 엄마가 되었다는 기쁨도 잠시, 나는 그때부터 아토피와, 아토피를 앓는 아프고 까다로운 아이와 씨름하기 시작했다. 아이를 낳은 뒤에 직장으로 돌아가리라는 기대도, 공부를 더 해보겠다는 희망도 물거품이 되어버렸다. 일과 공부만큼은 남들보다 더 욕심을 냈던 나였지만 엄마인 내가 아니면 아무도 이 아픈 아이를 돌볼 수 없을 것 같았다.

하지만 그건 시작에 불과했다. 승우의 아토피 때문에 포기해야 하는 것은 한두 가지가 아니었다. 자식으로서의 도리도, 아내의 역할도, 친구의 우정도, 나 자신을 위한 시간 심지어 잠자는 시간까지도 포기해야 했다. 한 달에 한 번씩은 들렀던 시댁과 친정에도 명절이 아니면 가지 못했고, 친구 만날 시간도 없었다. 주말에는 아이를 데리고 공기 좋은 곳을 찾아다니느라 가까이 지내던 사람들과도 점점 멀어져 갔다. 아이가 아프다는 핑계로 사람 노릇을 제대로 할 수가 없었다.

아이가 아프면 그 가족의 모든 에너지와 시간이 아이에게로 집중된다. 모든 에너지를 쏟아 부어야 하는 일이니 부모가 온전하게 생활할 수 있겠는가. 아이를 낳은 뒤로는 남편과의 성생활은 꿈도 꿀 수 없었다. 아이에게 해주어야 할 일이 많았고, 아이와 보내야 하는 시간도 길었다. 승우의 아토피를 제외한 모든 것은 자꾸만 뒤로 미뤄졌다. 남편 역시 마찬가지였다. 남편은 회사 일을 뺀 나머지 시간 동안 곁에 있었지만 아토피를 치유하기 위한 협조자일 뿐, 배우자로서의 남편은 아니었다. 승우를 갖기 전에는 부부 사이가 점점 소원해지는 느낌이었다면, 승우의 아토피가 시작된 이후에는 서로에 대해서는 물론 자기 자신에게조차 관심 가질 여력이 없었다.

아이가 생기기 전 우리 부부는 외출을 자주 즐겼다. 남편은 밖에서 하는 활동을 즐기는 편이고, 자신이 하고 싶은 일을 못하게 되면 견디기 힘들어하는 성격이다. 그런데 아이가 아프니 자기 시간을 갖지 못하고 하고 싶은 일도 번번이 포기해야 했다. 하루 종일 아이와 지내느라 지친 얼굴로 맞이하는 아내, 좋아질 줄 모르고 항상 울기만 하는 아이…. 급기야 남편이 폭발하고 말았다.

"나도 힘들다. 나는 사람도 아니냐. 이젠 쉬고 싶다. 그렇게 힘들 줄 모르고 자연건강법을 시작했냐!"며 소리를 질렀다. 그 순간 머리를 망치로 맞은 것처럼 정신이 아득해졌다. 믿고 의지했던 남편이 그런 식으로 반응할 줄은 몰랐다. "그래? 그럼 하루 종일 아이 보느라 잠도 제대로 못자고 밥도 하루 한 끼 겨우 먹는 사람은 편하겠어?" 이 사람이 친구처럼 대화를 나누고 의지했던 그 사람이 맞나 싶은 생각이 들면서 무언가 잘못되어도 한참 잘못되었구나 싶었다. 그때까지 부부싸움을 거의 해본 적이 없었는데, 남편의 행동을 보면서 이혼하는 부부의 심정을 알 것 같다는 기분이 들 정도였다. 최소한 남편은 밥 세 끼 챙겨 먹으면서 잠은 제대로 자고 살지 않는가. "차라리 당신이 직장을 그만두고 아이를 키워"라는 말까지 나오게 되었다.

남편은 매일 밤 11시가 넘어서 나타났고, 나 역시 한동안 남편이 퇴근해서 집에 돌아오는 시간이 가장 무서웠다. 오늘은 또 어떤 얼굴을 하고 나타날까? 남편의 얼굴은 쳐다보기만 해도 기분이 나빠질 정도로 늘 일그러져 있었다. 그 얼굴을 보는 것이 얼마나 싫고 또 두려웠는지…. 상황이 이 지경인데도 달리 어쩔 도리가 없었다. 그런 남편과 적극적으로 대화하고 관계를 풀어낼 시간도, 여력도 없었던 것이다.

지금이야 남들이 부러워할 정도로 금슬 좋은 부부로 소문이 났지만, 나도 한때 남편에게 실망하고, 남편을 원망한 일도 많았다. 돌이켜 생각해보면 남편 역시 아이 때문에 상처를 많이 받았던 것 같다. 한번은 남편이 모처럼 일찍 퇴근했길래 "제발 나도 잠깐 숨 좀 쉬게 애 좀 데리고 나가"라면서 동네 슈퍼에 다녀와 달라고 했다. 남편은 마지못해 아이를 데리고 집을 나섰다. 그러더니 잠시 후 집에 온 남편은 "나 앞으로 승우 데리고 안 나가. 애가 낫기 전까진 절대로 안 데리고 나갈 거야"라며 씩씩거렸다. 왜 그러냐고 물었더니 아이를 보는 사람들마다 한마디씩 하더라는 것이다. "한 번 데리고 나가서 그렇게 상처 받았다고 하는데, 그럼 매일 같이 다녀야 하는 나는 어떻겠어? 나는 좋아서 그러는 줄 알아?" "너는 엄마잖아." "엄마는 달라?" "엄마가 그렇게 하는 거야 당연하지."

남편의 이런 말을 들으며 '내가 이런 사람하고 살면서 그동안 아이 못 낳는 것 때문에 마음고생을 했구나' 싶은 배신감이 들었다. 아이만 생기면 정말 만천하를 다 얻을 것처럼 생각했는데, 아이가 아프니 저런가 싶은 생각이 들고…. 괜히 결혼해서 아이 낳느라 힘만 들고, 낳은 다음에는 아이가 아파서 이 고생을 하나 싶고…. 결혼에 대한 후회, 아이를 낳은 것에 대한 후회가 밀려들었다.

아이가 조금 더 크면서는 먹을거리 때문에 다투는 일이 잦았다. 남편이 아이 몰래 과자를 먹는 걸 보고 잔소리를 하면 아이가 좀더 크면 그때는 안 먹겠다고 대답하곤 했다. 그러던 어느 날 기어 다니던 아이가 남편이 먹은 과자 부스러기를 주워 먹고는 얼굴이 빨갛게 부어오르고 심하게 긁는 일이 생겼다. 얼굴에 진물 멎은 지 얼마 되지도 않았는데, 아이가 긁으니 다시 진물이 배어나오기 시작했다. 남편에게 분노가 치밀었다. "지금 아이의 상태가 언제로 되돌아갔는지 알아? 아이가 진물 흘리고 아플 때는 나 몰라라 하더니, 아이가 이제 살 만해지니까 아빠라는 사람이 도움은 안 될망정 악화시키는 거야?"라며 심하게 다그쳤다. 그럴 때는 남편이고 뭐고 아이 데리고 산에 들어가 버리고 싶은 생각이 굴뚝같았다. 이런 사건을 몇 번 겪은 뒤에야 남편의 군것질 습관이 바뀌었다.

남편과 서서히 화해하기 시작한 건 승우가 15개월 정도 되었을 무렵이었다. 그제야 아이의 아토피도 좋아지고 나 역시 숨을 돌리며 남편과 제대로 이야기할 짬도 생겼다. 수수팥떡 모임에 남편과 함께 참석하면서 서서히 부부 관계를 다시 정리하게 되었다. 결혼 생활 12년 동안 힘든 순간이 여러 차례 있었지만 승우의 아토피야말로 결혼 생활 최대의 위기가 아니었을까 생각한다. 살다보면 힘든 일이 닥칠 때마다 '지금이 최악'이라고 느껴지지만 그 순간이 지나면 '그리 나쁘지만은 않았던 추억'이 되곤 한다. 하지만 승우의 아토피가 나은 지금, 다시 돌이켜 생각해봐도 '위기'였고 '최악'이었다고 표현할 수밖에 없다. 가시밭길을 지나온 것처럼 가슴속에는 아직도 아물지 않은 상처가 남아 있다. 가정이 흔들릴 만큼 어려운 고비였지만 그 위기를 넘기고 나니, 나는 행복한 부모가 되어 있었다.

아이와 잠시만이라도 떨어져보자

다른 엄마들에게 '기운(氣運)'을 이야기하면 그게 무슨 뜬금없는 소리냐면서 핀잔을 준다. 그것도 현대 의학을 공부한 사람 입에서 나오는 소리이니 웃을 만도 하다. 그러나 눈에 보이지 않으면서도 사람의 몸과 마음에 영향을 미치는 미묘한 흐름, 그것을 '기운' 말고 뭐라고 불러야 하겠는가.

어린아이를 둔 엄마는 하루 24시간을 아이와 거의 떨어지지 않고 함께 보내게 된다. 아무리 사랑하는 아이지만 잠시의 여유도 없이 아이의 뒤치다꺼리를 하다 보면 스트레스가 쌓이기 마련이다. 몸이 힘든 건 둘째 치고 짜증이 나고 울화가 치밀고 답답해서 '이러다 미치겠다'는 생각이 들 정도다. 이럴 때 엄마에게서는 나쁜 기운이 나오고, 이 기운이 집안 전체를 무겁게 내리누른다. 사소한 일로 남편과 다투게 되고 아이에게 울컥 짜증을 내기 십상이다. 하루 종일 엄마의 나쁜 기운을 받은 아이는 어떻게 되겠는가. 불안함을 느끼게 되고, 아이 역시 엄마처럼 스트레스를 받게 된다.

곁에 있는 사람이 아무리 웃고 있어도 그 사람이 받고 있는 스트레스가 느껴질 때가 있다. 나는 그것을 그 사람에게서 나오는 기운으로 알 수 있다고 생각한다. 특히 아이들은 이런 기운을 민감하게 느끼고 예민하게 반응한다. 다른 엄마들이 자연건강법을 하기 전에 무엇을 준비해야 하느냐고 물어오곤 하는데 그때마다 나는 부모의 스트레스부터 관리하라고 대답한다. 가뜩이나 아프고 힘든 아이에게 부모가 힘들

어하는 모습과 나쁜 기운까지 준다면 치료에 도움이 되지 않을 것은
뻔한 일이다.

　반대로 좋은 기운은 모든 일을 순조롭게 풀리게 해준다. 엄마가 편
안하게 대하면 아이 역시 덜 보채고 덜 아프고, 치료 효과도 좋아진다.
남편이나 주위 사람들도 좋은 기운의 영향을 받아 부드럽게 대해줄 것
이다. 좋은 기운을 가지려면 엄마의 스트레스를 관리해야 한다. 가능하
면 다른 사람에게 아이 돌보는 일을 잠시라도 부탁하는 것이 좋다. 일
주일에 하루라도 가족 중 누군가 아이를 돌봐준다면 더할 나위 없이 좋
고, 그게 힘들면 놀이방이나 어린이집에 반나절이라도 보내는 방법도
있다. 아니면 시간제 베이비시터를 이용할 수도 있다. 물론 이것도 아이
가 너무 어리고 낯을 가린다면 쉽지는 않을 것이다. 그럴 때는 가족의
도움을 받으면서 아이가 좀더 자랄 때까지 기다려야 할 것이다.

　지금은 아이와 웃으며 지내지만 한때 나 역시 우울증을 겪었다. 승
우를 낳은 뒤 산후조리를 할 여유도 없이 아픈 아이에게 매달리다 보
니 몸도 마음도 엉망으로 망가졌다. 자연건강법을 시작하고 2개월쯤
지났는데도 아이는 점점 나빠져 가니 무너지는 마음을 추스를 수가 없
었다. 하루 종일 자고 싶다는 생각만 들었다. 자고 일어나면 이 모든
상황이 꿈처럼 사라질 것 같다는 생각이 들어서였다. 진물 범벅이 된
아이 얼굴을 들여다보면서 '이 모든 것이 꿈이었으면' '이 아기가 내
아이가 아니었으면' '혹시 병원에서 아이가 바뀐 것은 아닐까' '누가
대신 이 아이를 키워줬으면' 하는 말도 안 되는 생각들이 떠올랐다.

　풍욕과 냉온욕은 꼭 해야 한다는 의무감에 어쩔 수 없이 했고, 집안

청소며 살림에도 관심이 없어졌다. 외출을 하는 것은 생각도 못했다. 남편은 집에 돌아와서는 한숨을 푹푹 내쉬며 여기 저기 널려 있는 것들을 정리하고 청소했다. 가뜩이나 깔끔한 성격의 남편은 집안이 어질러져 있는 것을 참지 못했다. 남편의 한숨은 마치 '집에 있으면서 청소도 제대로 안 하냐. 너는 정말 게으른 여자야' 라고 말하는 것 같았다. 그래도 나는 움직일 수가 없었다. 세수도 며칠에 한 번씩만 했고 밥도 거의 먹지 않았다. 아이를 대할 때도 무표정했고 별로 말을 걸고 싶지도 않았다. 살고 싶은 의욕이 없었다. 아이의 상태는 그때 최악이었다.

하루는 풍욕을 시킨답시고 풍욕 테이프를 틀어놓고 아이 옷을 벗겨 놓았는데 어느새 땡땡 소리가 들리며 풍욕이 끝났다고 하는 것이 아닌가. 30분 넘게 생후 3개월밖에 안 된 아기를 벗겨놓고 있었던 것이다. 그 시간이 어떻게 지나갔는지 생각조차 나지 않았다. 그제야 '이러다 나 미치는 거 아니야?' 하는 생각이 들었다. 정신 전문 간호사 출신이란 사람이 자신의 감정을 이렇게까지 방치하다니…. 전형적인 우울증 초기 증세였다.

그때부터 나 자신을 환기시키기 위해 노력하기 시작했다. 진물이 줄줄 흐르는 아이를 업고 밖에 나가기 시작했고, 공부를 다시 시작하겠다는 생각도 하게 됐다. 그래서 승우가 생후 5개월이 되던 때 간호학과에 편입했다. 주말에 수업이 있어서 남편과 친정엄마의 도움을 받았고, 그것도 여의치 않으면 아이를 안고 수업을 받으러 다녔다. 학교 내에 아이를 돌봐주는 놀이방이 있어 잠시 맡겨두곤 했는데 '저렇게까지 공부해서 뭐 하려고' 하는 수군거림이 들리는 듯했다. 심지어 친정 부모님마저 아이가 저렇게 아픈데 공부는 왜 하냐며 말리셨다.

하지만 내게는 나를 환기시키는 시간, 아이와 떨어져 지내는 시간이 간절하게 필요했다. 그러지 않고서는 이 길고 긴 아토피와의 전쟁을 이겨낼 수 있을 것 같지 않았다. 전쟁에서도 공격과 휴식, 후퇴 등의 다양한 전술을 사용하지 않는가. 밀어붙이기만 한다면 얼마 못 가 전력은 바닥나고 지쳐 나가떨어지게 되어 있다. '긴 병에 효자 없다'는 말도 있는데 아무리 자식의 병이라지만 부모에게도 체력과 인내의 한계가 있다.

아직 모유 수유를 하고 있을 때여서 아이를 떼어놓고 수업을 가는 날에는 젖이 퉁퉁 불어 아파왔다. 하지만 그 시간은 무엇과도 바꿀 수 없는 기쁨이었다. 우울증은 흔적도 없이 사라졌다. 시험기간이 되면 친정 부모님이 전주에서 서울까지 먼 길을 달려와 주셨다. 비록 처음에는 반대하셨지만 나쁜 조건에서도 열심히 공부하는 딸이 대견스럽기도 하셨나 보다. 그렇게 우여곡절 끝에 시작한 공부는 한 학기에 몇 학점씩 이수하는 방식으로 승우가 다섯 살이 되던 얼마 전에야 마칠 수 있었다. 아이가 아프니 공부에 집중하기는 어려웠지만 공부를 시작했고, 계속하고 있다는 사실 자체가 나에게 많은 위안을 주었다. 다른 사람들이 발전해갈 때 나 혼자 고립되고 퇴보하는 느낌도 덜어주었고 나만의 시간을 가질 수도 있었다.

승우를 다른 사람에게 맡기고 집을 나서는 것이 미안하고 걱정스러웠지만, 그 시간 덕분에 승우가 얼마나 사랑스럽고 소중한 아이인지 다시 한번 깨달았다. 아이와 지내는 시간도 훨씬 견딜 만하고 또 즐겁기까지 했다. 그리고 그 덕분인지 몰라도 아이의 상태는 오히려 더 좋아졌다.

스트레스를 푸는 방법은 저마다 다 다른 것 같다. 아토피 모임에 와서 한바탕 다른 엄마들과 대화를 하고 나면 속이 후련해진다는 엄마도 있고, 아이 맡기고 영화를 보고 오거나 쇼핑을 하고 돌아오면 스트레스가 풀린다는 엄마도 있다. 국선도나 요가, 수영 같은 운동 역시 스트레스도 풀고 건강도 챙길 수 있어서 권하고 싶은 스트레스 해소법이다. 내 경우에는 여행도 자주 다니는 편이지만 평소에는 주말에 남편과 함께 비디오를 보는 것으로 스트레스를 푼다. 재미있는 비디오를 보면서 웃다 보면 일주일의 피로가 풀리는 듯하다. 사실 비디오 내용보다는 아이 재워놓고 남편과 차 한 잔 마시면서 대화할 시간을 갖는다는 것이 더 좋다. 영화광인 남편 역시 극장에 못 가더라도 남의 눈 의식하지 않고 즐기는 그 시간을 즐거워하는 것 같다.

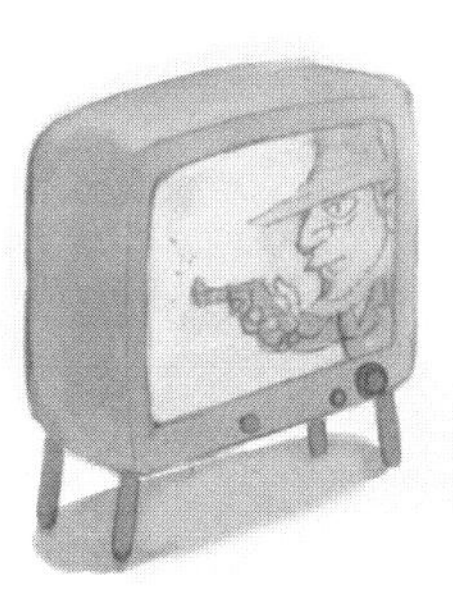

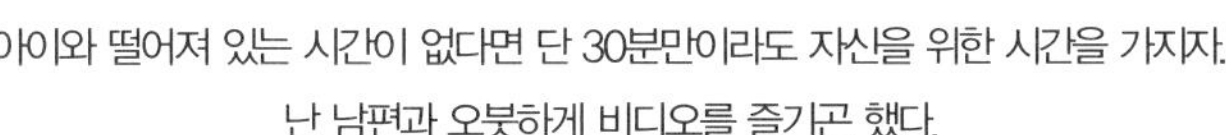

아이와 떨어져 있는 시간이 없다면 단 30분만이라도 자신을 위한 시간을 가지자.
난 남편과 오붓하게 비디오를 즐기곤 했다.

아이와 단둘이 지내게 되니 대화할 사람도 없고, 왠지 집안도 적막한 것 같아 하루 종일 TV를 켜놓는 경우가 많다. 드라마 보는 것이 유일한 낙이라고 하는 엄마들도 많다. 하지만 TV는 여러 가지로 엄마와 아이의 관계를 망치게 된다. 전자파가 몸에 해롭다는 건 말할 나위가 없고 아이 역시 TV나 비디오를 많이 보게 되면 정서나 언어 발달이 늦어진다. 심하면 중독 증상을 보이기도 한다. 가능하다면 집에서 아예 TV를 치우는 게 가장 좋다. 우리 집에는 TV를 없앴고, 대신 영화를 볼 때는 컴퓨터를 이용한다. 컴퓨터는 TV와 달리 꼭 필요할 때만 켜게 되니까 아무래도 시청 시간을 많이 줄여준다. TV를 치우는 게 어렵다면 하루 중 시청 시간을 1~3시간 정도로 정하고 그 시간 외에는 꺼두는 것이 좋다.

우리 부부는 승우의 아토피 덕분에 이런 행복을 느낄 수 있게 되었다고 생각한다. 그 모진 시간이 없었다면 아마 우리 부부도 다른 여느 부부와 마찬가지로 서로에게 무관심하고 가족의 소중함을 깨닫지 못했을지도 모른다. 고통이 더 길고 깊을수록, 아이에게서 잠시라도 눈을 돌릴 수 있는 시간은 더욱 더 달콤하게 느껴지는 것 같다. 다른 아토피 엄마들도 이런 기쁨과 행복을 느껴보았으면 좋겠다. 그럴 여유가 없다고 생각할지도 모르겠지만 그건 '시간적 여유'가 아니라 '마음의 여유'라고 생각한다. 다른 걸 하기 어렵더라도 하루에 단 한 시간, 30분만이라도 좋으니 아이와 떨어져 혼자만 있는 시간을 가져야 한다. 스트레스가 풀려야 나쁜 기운 대신 좋은 기운으로 엄마를 채울 수 있고, 그래야 아이도 밝고 건강하게 자란다.

그러나 스트레스가 좀 쌓인다 싶은 정도가 아니라 우울증이 생기는

■ 서울

서울시 정신보건네트 사이트인 www.seoulmind.net에서 서울 각 구별 정신건강증진센터를 찾아볼 수 있으며 위치와 연락처 등을 확인해볼 수 있다.

성동구 정신보건센터 02-2298-1080/강남구 정신보건센터 02-2226-0344/서대문구 정신보건센터 02-337-2176/2165/강서구 정신보건센터 02-2657-0190~3/성북구 정신보건센터 02-969-8961/6926/노원구 정신보건센터 02-950-3756/강북구 정신보건센터 02-985-0222/은평구 보건소 02-350-1589/관악구 보건소 02-880-0246/광진구 보건소 02-450-1596

■ 부산

금정구 정신보건센터 051-583-2600~3/부산진구 보건소 051-605-6037/남구 보건소 051-607-4792/연제구 보건소 051-665-4840

■ 대구

서구 정신보건센터 053-564-2595/수성구 정신보건센터 053-663-3148/남구 보건소 053-472-4000

■ 인천

중구 정신보건센터 032-760-7696/남구 보건소 032-865-8756/강화군 보건소 032-933-4000

■ 광주

동구 정신보건센터 062-220-0468/서구 정신보건센터 062-681-8236/남구 보건소 062-650-7695/광산구 보건소 062-940-8650

■ 대전

서구 정신보건센터 042-488-9742/대덕구 정신보건센터 042-931-1671~2/동구 보건소 042-629-1132/중구 보건소 042-580-2715

전국 정신건강증진센터

■ 울산

남구 정신보건센터 052-227-1116/울주군 보건소 052-238-0651

■ 경기

부천시 정신보건센터 032-328-1351~5/연천군 정신보건센터 031-832-8108/수원시 정신보건센터 031-247-0888/안산시 정신보건센터 031-411-7573/용인시 정신보건센터 031-336-9222/평택시 정신보건센터 031-658-9818/남양주시 정신보건센터 031-592-5891~2/고양시 정신보건센터 031-968-2333/의왕시 정신보건센터 031-458-0682/광주시 정신보건센터 031-762-8728/의정부시 정신보건센터 031-828-4567/하남시 정신보건센터 031-790-6558/김포시 정신보건센터 031-998-4005/동두천시 정신보건센터 031-863-3632/안양시 정신보건센터 031-389-3435/오산시 정신보건센터 031-374-8680/과천시 정신보건센터 02-504-4440/성남시 정신보건센터 031-702-7214/화성시 정신보건센터 031-352-0175/구리시 정신보건센터 031-550-2007/군포시 정신보건센터 031-461-1771/성남시 중원구 보건소 031-739-1007/광명시 보건소 031-897-7784/시흥시 보건소 031-310-2555/안성시 보건소 031-677-3040

■ 강원

춘천시 정신보건센터 033-244-7574/강릉시 보건소 033-645-4000/동해시 보건소 033-530-2607/원주시 보건소 033-741-2565/홍천군 보건소 033-435-7480

■ 충북

청원군 정신보건센터 043-297-0801/충주시 보건소 043-257-4000/보은군 보건소 043-542-4000/옥천군 보건소 043-732-4824/단양군 보건소 043-420-3436

■ 충남

아산시 정신보건센터 041-540-2536/태안군 보건소 041-671-5301/홍성군 보건소041-630-1770/서천군 보건소 041-950-5671/금산군 보건소 041-753-4000/천안시 정신보건센터 041-522-2341

■ 전북

군산시 정신보건센터 063-451-0363/전주시 정신보건센터 063-273-6996~7/익산시 정신보건센터 063-850-4624/정읍시 보건소 063-538-2590/남원시 보건소 063-620-6414/김제시 보건소 063-540-3657/부안군 보건소 063-584-1261

■ 전남

영광군 정신보건센터 061-350-5666/목포시 보건소 061-270-3699/보성군 보건소 063-850-5563/화순군 보건소 061-370-1546/강진군 보건소 061-430-3532/장흥군 보건소 061-862-4000

■ 경북

포항시 정신보건센터 054-254-1275/구미시 정신보건센터 054-456-8360/포항시 남구 보건소 054-280-0558/경주시 보건소 054-779-6476/안동시 보건소 054-851-5965/경산시 보건소 054-814-2820/칠곡군 보건소 054-973-2023

■ 경남

창원시 정신보건센터 055-287-1223/마산시 정신보건센터 055-240-2282/김해시 정신보건센터 055-329-6328/진주시 보건소 055-749-2363/양산시 보건소 055-380-4894/의령군 보건소 055-570-2561/통영시 보건소 055-646-4000/ 함안군 보건소 055-580-2423

■ 제주

제주시 정신보건센터 064-750-4217/서귀포시 보건소 064-735-3580

아이와 함께 자원봉사 활동을

승우가 네 살쯤 되었을 때 내 전공을 살려 자원봉사를 시작했다. 정신과 치료를 받은 환자를 대상으로 프로그램을 진행하는 일이었는데, 승우와 그곳 환자들은 서로를 사심 없이 받아들이고 또 좋아했다. 1년 정도 프로그램을 진행하면서 많은 점을 느꼈다. 비록 아토피가 있기는 하지만 사지가 멀쩡한 우리야말로 얼마나 행복한 사람들인가 하는 깨달음을 얻었다. 다른 사람의 시선도 묵묵히 견뎌낼 힘도 생겼다. 우리 가족이, 나와 아이가 세상에서 가장 불행한 사람들이 아닐까 싶은 생각이 들 때 더 불우한 이웃을 위해 자원봉사 활동을 해보기를 권한다. 정신적인 스트레스는 자신의 처지를 불행하게 생각하고 현재가 불만족스러울 때 생기는데 자원봉사 활동은 자신의 고통이 별 것 아니라는 것을 깨닫게 해준다. 남을 돕는 자원봉사 활동이 곧 나 자신을 돕는 일이 될 것이다.

것 같으면 가까운 사람의 도움이 반드시 필요하다. 혼자 있는 시간이 없도록 친정엄마나 형제, 가까운 친구들을 초대해서 시간을 보내고, 여의치 않으면 자주 전화 통화를 하는 것도 좋다. 그리고 같은 처지의 아토피 엄마들을 자주 만나는 것도 큰 도움이 된다. 필요하다면 정신과 상담도 받아보기를 권한다. 문제가 생기기 이전에 찾아가서 상담을 받으면 나중에 큰 병이 생기는 것을 막을 수 있다. 정신과를 어렵게 생각하지 말고 카운슬링을 받는다는 가벼운 마음으로 찾았으면 좋겠다. 아이 맡길 곳이 없는 경우라면 각 지역의 정신보건센터의 방문 상담을 신청하거나 전화로 상담을 받아보는 방법도 있다. 물론 별도의 비용은 들어가지 않는다. 엄마 자신을 돌보는 것이 곧 아이를 돌보는 방법이란 것을 잊지 말자.

스트레스? 남편만 움직이면 다 풀린다

승우는 아빠를 무척 좋아한다. 아빠가 퇴근해서 문을 열면 목청껏 '아빠'를 외치며 달려가 안기는 모습이 마치 이산가족 상봉 장면을 보는 것 같다. 하루 종일 곁에서 제가 원하는 것을 다 들어주는 엄마보다 아침저녁으로 잠깐 보는 아빠가 더 좋을까 싶어서 서운할 때도 있다. 하지만 남편이 승우 대하는 모습을 보면 이해가 될 듯도 하다. 늦게 돌아와서도 냉온욕을 시켜주고 잠들어 있는 아이를 쓰다듬으며 말을 걸곤 한다. 주위 사람들의 시선에 아랑곳없이 온천을 데리고 다니며 "다른 사람들이 쳐다보는 건 아픈 승우가 걱정되어서 그러는 거야"라고 아이를 달래곤 했다. 이런 아빠를 사랑하지 않는 게 더 이상하지 않을까?

직장생활을 하는 남편들의 출퇴근 시간은 다들 비슷한 것 같다. 아침 7~8시 사이에 집을 나서면 대개 밤 10시가 넘어야 돌아올 때가 많다. 사실 그 시간에 돌아와서 아이를 돌봐주면 얼마나 돌봐주겠는가. "승우야 아빠 퇴근해서 이제 돌아왔어. 엄마랑 오늘 하루도 잘 지냈니? 아빠 승우 많이 사랑해. 사랑해 승우야." 늦게 들어오는 날은 이렇게 자는 아이의 귀에 대고 이야기를 하는 게 승우에 대한 애정 표현의 전부일 때도 많다. 그리고 나머지 애정 표현은 주말로 미뤄지게 마련이다.

그럼에도 나는 가끔 남편이 없었다면 내가 자연건강법을 잘 해낼 수 있었을까 하는 생각을 해본다. 자연건강법을 하는 주중 5일 동안은 한마디로 온갖 궂은 일을 도맡아 하는 '무수리' 생활을 했지만, 남편이 집에 있는 2일은 '왕비'로 지낼 수 있었다. 주말에는 남편이 나를 대신하여 풍욕과 냉온욕을 시켜주고 나는 밀린 잠을 자거나 피로를 풀 수 있는 다른 일을 하곤 했다. 승우와 내가 강원도에서 한 달 여를 지낼 때 남편은 서울에서 강원도까지 대여섯 시간 길을 마다하지 않고 유기농 먹을거리를 사다 주곤 했다. 남편도 지금 생각하면 그때 어떻게 그런 일을 할 수 있었는지 모르겠다고 이야기한다. 그 정도로 절박한 심정이었던 것 같다.

남편은 승우 때문에 냉온욕을 시작하게 되었다. 아이를 데리고 목욕탕에 가서 냉온욕을 시키다 보니 자연스럽게 남편도 냉온욕을 하게 된 것이다. 6개월이 지나자 그렇게 오랜 세월 남편을 괴롭혔던 비염이 사라지고 환절기마다 심하게 앓았던 감기에도 잘 걸리지 않게 되었다. 특히 남편의 비염은 무척 심한 편이어서 환절기가 되면 자신도 모르는 사이 콧물이 흘러내렸고 다른 사람들이 행여 볼까 싶어 늘 신경을 써야 했다. 남편은 자신의 비염이 나은 뒤로 반신반의하던 자연건강법에 대해 신뢰감을 갖게 되었다. 그 신뢰감은 아이에게도 정서적으로 안정감을 주었던 것 같다. '아빠도 금세 좋아졌으니 우리 함께 열심히 하면 승우의 아토피도 싹 나을 거야'라는 무언의 교류를 나누었던 게 아닐까 싶다.

승우는 아빠를 세상에서 가장 가까운 친구로 느끼는 것 같다. 자연건강법을 함께 하는 동반자요 관악산이나 청계산에 같이 오르는 등산 친구이다. 24시간 함께 지내는 엄마가 칭찬하면 심드렁하지만 아빠가 칭찬하면 뛸 듯이 기뻐한다. '아빠가 목욕시킨 아이가 사회성이 뛰어

아이에게 점수를 따고 싶은 욕심에, 또는 아이의 애교에 못 이겨 엄마 몰래 먹지 말아야 할 음식을 사주는 아빠들이 종종 있다. 그러나 뒷감당은 엄마 몫이 되기 십상이다. 미리 아빠에게 아이에게 절대로 사주어서는 안 되는 음식을 알려주고 아이가 사달라고 할 때 그 음식을 엄마가 왜 못 먹게 하는지 잘 설명해주도록 해야 한다. 아빠에게는 아이가 그 음식을 먹었을 때 어떤 증세가 나타나는지 이야기해주고 아이에게 어떻게 설명해줘야 하는지도 미리 알려주는 것이 좋다. 엄마는 허락하지 않고 아빠만 허락해준다면 다음에 엄마가 안 된다고 할 때 더 고집을 부리고 떼를 쓰게 된다. 아빠 역시 엄마와 같은 태도로 아이를 대해야 아이도 먹을거리 때문에 고생하지 않고 육아의 일관성도 지킬 수 있다. 이렇게 해도 아빠가 굳이 과자를 사준다고 할 경우엔 가까운 유기농 매장을 이용하는 것도 한 가지 방법이 된다.

나다' 는 말을 듣고 밤 11시에 퇴근을 해서도 아이가 깨어 있으면 냉온욕을 시켜주었고, 주말이면 피곤한 몸을 이끌고 공기 좋은 곳을 찾아 나섰다. 힘든 풍욕과 냉온욕도 아빠가 함께 해주면 더 좋아한다. 그런 남편을 보면 부성도 모성 못지않게 위대하다는 생각이 들었다. 어쩌면 내 모성보다 남편의 부성이 더 강한 것이 아닐까 하는 생각이 들 정도로…. 승우와 남편을 보면 아빠의 역할이 얼마나 중요한지를 새삼 깨닫게 된다.

자연건강법을 하는 엄마들 중에는 남편의 도움을 못 받아서 힘들어하는 경우가 많다. 옆에서 도와줘야 할 남편이 오히려 구경만 하고 있거나 훼방을 놓는 경우도 있고 심지어 자연건강법을 극구 반대하는 아빠들도 있다. 이런 경우 엄마들은 이중고에 시달리게 된다. 자연건강법을 하는 경우 아빠의 역할이 중요하다. 아이의 상태와 자연건강법을 위해 가려야 할 먹을거리를 친가나 외가에 이해시키는 것도 남편의 몫이요, 아내가 힘들어할 때 곁에서 도와줄 사람도 남편이다. 아내가 힘들어서 포기하려는 순간에도 남편이 든든한 버팀목이 되어주어야 한다고 생각한다.

아토피 아이를 둔 다른 집 아빠에게 남편은 이렇게 이야기하곤 한다. "아내보다 아이에게 더 잘할 자신이 없으면 아내에게 믿고 맡기세요. 온 가족이 아내를 힘들게 하면 어떻게 이겨낼 수 있겠어요? 아내가 하자는 것보다 더 좋은 아이디어가 없다면 무조건 믿고 원하는 대로 해주세요. 어떤 엄마가 아이를 잘 못되게 하려고 하겠어요. 그러니 부정적인 표현은 하지 맙시다." 그러면서 아내만큼은 아니더라도 아토피에 대해서 공부하라는 당부를 잊지 않는다.

자연건강법을 하면서 '현대의학이 그토록 발달했는데, 왜 병

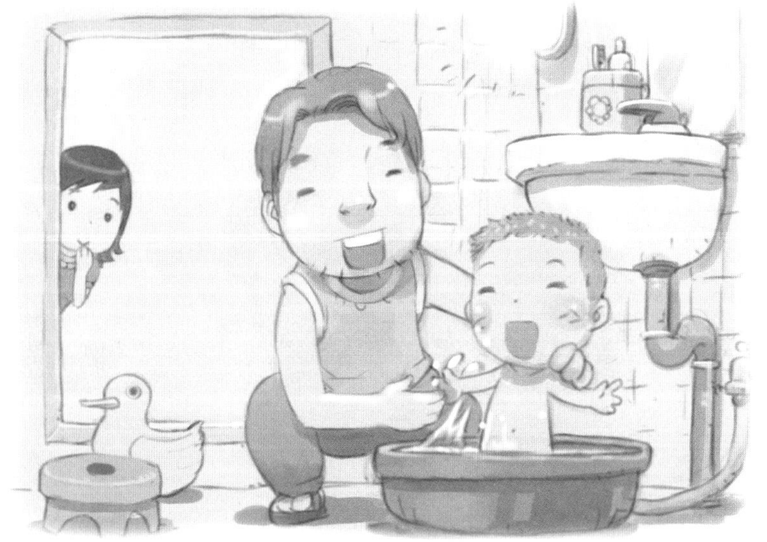

남편의 협조가 아토피 아이를 키우는 데 필수적이다. 아빠와 목욕을 한 아이는 사회성도 높아진다.

원에서 쉽게 치료할 수 있는 병을 그렇게 어렵게 하느냐' 는 질타와 비웃음을 종종 듣게 된다. 그럴 때마다 남편은 자연건강법의 원리와 병원 치료의 차이점을 차분하게 설명해준다. "사람이 감기에 걸리는 건 외부 환경이 급격하게 변하기 때문입니다. 냉온욕과 풍욕은 인위적으로 짧은 시간 내에 환경 변화를 만들어주는 겁니다. 이렇게 몸을 단련시키면 외부에서 급격한 변화가 닥쳐도 대처할 수 있게 되죠. 마치 예방접종을 한 것처럼 말이에요. 생각해보세요. 좋은 음식 먹으면서 몸을 단련시키는 게 최소한 나쁠 것은 없다고 생각합니다. 저도 그렇고, 제 아이도 그렇고 자연건강법으로 아주 건강해졌습니다"라면서 자신의 비염이 낳은 이야기와 승우의 아토피 이야기를 들려준다. 내가 말하는 것과 같은 내용이지만 이상하게 엄마인 내가 하는 것보다 남편이 설명할 때 다른 사람들이 더 쉽게 설득되곤 했다.

엄마 역시 남편이 아이와 함께 잘 지낸다면 아낌없이 칭찬을 해주었으면 한다. 언젠가 방송국에서 인터뷰를 할 때 남편에게 "왜 그렇게 열심히 아내를 도우세요?"라고 물었는데 남편은 "제 아내는 이렇게 안 하면 안 될 정도로 칭찬을 많이 해줍니다. 그런 칭찬을 듣고는 안 할 수 없지요"라고 대답했다. 칭찬은 고래도 춤추게 한다는데 남편 역시 마찬가지인 듯하다.

남편이 아이의 손만 한번 만져주어도 이렇게 칭찬하곤 한다. "아, 승우는 정말 행복하겠다. 아빠가 저렇게 사랑스러운 눈빛으로 사랑한다고 손까지 잡아주니 얼마나 행복하니?" 그러면 남편은 수줍다는 듯 씩 웃고 만다. 남편이 도와주지 않는다고 불평하기보다는 남편에게 하고 싶은 마음이 생기도록 하는 것이 좋다. 작은 일이라도 도와주면 좀 과장됐다 싶을 만큼 감탄하고 고마워해보자. 그러면 무쇠 같은 남편도 조금쯤은 변화할 것이다.

자기 남편은 눈 씻고 찾아봐도 칭찬할 게 하나도 없다는 엄마들도 있다. 그러면 나는 이렇게 되묻는다. "남편이 아이와 눈도 안 맞추나요?" "눈이야 맞추지요." 그럼 그걸 칭찬하면 된다. "당신보다 더 아이와 편안하게 눈을 맞추는 사람은 아무도 없을 거야"라고 칭찬하는 것이다. 아무것도 도와주지 않는다고 해도 남편의 존재는 얼마나 든든한가. '당신이 곁에 있어서 나는 참 행복한 사람' 이라는 말을 입에 달고 산다면 남편 역시 아내를 위해 무언가 힘이 되는 일을 하고 싶어질 것이다. 자연건강법은 '아토피를 치료하기 위한 수단' 이 아니라 온 가족이 함께 해야 할 '건강한 생활 습관' 이다. 그러니 남편이라고 해서 열외가 되어서는 안 된다. 온 가족이 함께 식단을 바꾸고 생활습관을 바꿔나가야 한다. 그렇게 온 가족이 하나가 되어 자연건강법을 치료가 아닌 생활로 받아들인다면 한결 건강하고 행복한 가족이 될 것이다. 곁에서 지켜보기만 하던 남편은 어느새 내 옆에서 함께 움직이는 동료가 되어 있을 것이다. 나 역시 그런 남편이 없었다면 힘든 아토피 치료와 자연건강법을 포기해버렸을지도 모른다.

아토피 아이의 스트레스는 두 가지로 나눠 볼 수 있을 것 같다. 하나는 아토피 자체가 가져다주는 육체적 고통이고 다른 하나는 엄마 아빠 등 주위 사람들에게 받는 정신적인 고통이다. 전자는 아토피가 나아져야 없어지는 고통이지만, 후자는 엄마 아빠의 마음과 태도를 바꾸기만 하면 금세 사라질 수 있다. 대개 아이와 긴 시간을 보내는 쪽이 엄마이기는 하지만 아빠의 태도는 아이와 엄마가 받는 스트레스의 원인이 될 수도 있고 반대로 스트레스를 풀어주는 활력소가 되기도 한다. 아빠와 갈등을 겪고 있는 엄마의 표정이 밝을 리 없고, 그러다 보면 아이 역시 어두운 표정으로 바뀔 수밖에 없다. 나 역시 남편과 사이가 좋지 않을 때 우울증이 찾아왔고, 아이의 상태도 나쁘기만 했었다. 아토피 아이를 둔 아빠와 아이를 위해서라도 아내를 위해 최선을 다해야 한다고 생각한다. 아이를 대하는 태도 역시 엄마와 아빠 사이에 일관성이 있어야 아이가 혼란을 느끼지 않는다. "아빠는 괜찮다고 하는데, 엄마는 왜 못하게 해!"라고 반항하기 시작하면 엄마와 아이 모두 스트레스 상황에 빠지게 된다는 것을 아빠들이 잊지 말았으면 좋겠다. 엄마와 아이의 스트레스, 결국 아빠의 손에 달려 있다.

스트레스보다 무서운 수면 부족

아토피 아이를 둔 엄마에게 무엇이 가장 힘드냐고 묻는다면 십중팔구는 '잠을 잘 수가 없다'고 대답할 것이다. 아토피 아이들은 잠이 없다. 아니, 좀처럼 잠들지 못한다. 승우도 잠이 없는 아이였다. 잠이 오면 두세 시간을 발악하듯 울고 보채다가 겨우 이삼십 분 자고 깨어나서는 다시 울기 시작했다. 낮잠 역시 15분을 넘기지 못했다. 몸이 가렵고 아프니까 깊은 잠에 들 수가 없는 것이다. 아이가 못 자니 나 역시 잠을 잘 수가 없었다.

처음에는 부모도 아이가 왜 잠들지 못하는지 짐작하지 못하고 '아이가 까다롭다' '잠이 적다' 고만 생각하기 쉽다. 아이도 괴롭겠지만 엄마 역시 하루 종일 아이 뒤치다꺼리하고 집안일 하느라 파김치가 된 상태인데 잠까지 잘 수 없으니 한마디로 '죽을 맛'이다. '콩 밭 맬래, 아이 볼래, 물으면 콩밭 매러 간다' 는 옛 이야기가 하나 틀린 것이 없었다. 딱 이런 경우를 두고 하는 말인 것 같았다.

승우는 신생아 때부터 잠이 적어서 거의 매일을 탈진 상태 속에서 보내야 했다. 몸이 고된 것이야 참을 수 있었지만 잠이 부족한 것은 참아내기가 어려웠다. 잠들지 않은 아이를 두고 엄마인 내가 잠들 수도 없었다. 승우가 생후 17개월쯤 되었을 때 체력의 한계가 왔다. 이 때는 아토피가 한결 나은 때였는데도 여전히 잠을 자지 않았다. 아토피가 심할 때는 아파서 그렇다고 생각하고 견뎠지만, 좀 나은 듯한데도 울고 보채니 나도 견디기가 힘들었다. 자연히 몸이 마르고 신경이 날카로워졌다. 생각다

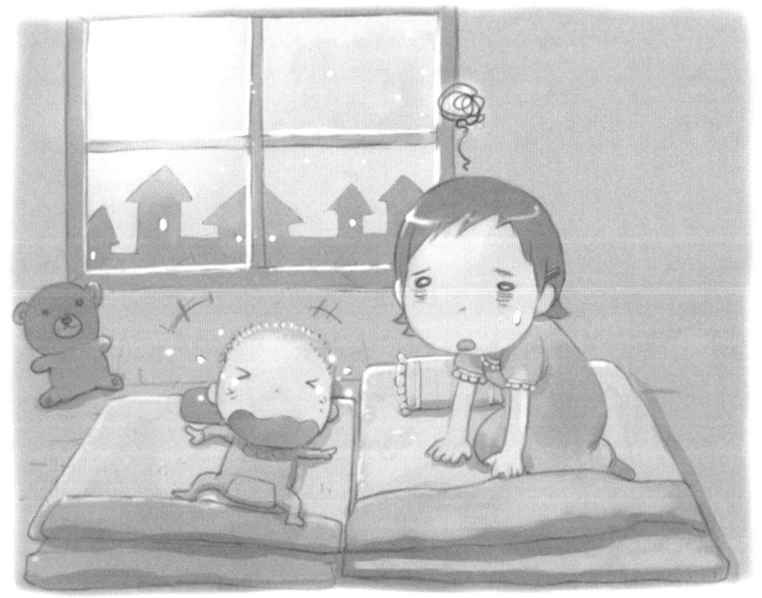

아토피 아이 육아에서 가장 큰 스트레스 중 하나는 수면 부족이다.

못해 친구에게 들은 적이 있는 '기 치료'를 알아보았다. 기 치료를 받으면 신기하게도 아이가 잠을 잘 잔다고 했다. 기 치료를 받으려면 지리산까지 내려가야 했다. 하늘의 별도 딸 것 같은데 그까짓 지리산이 문제이겠나 하는 심정으로 일주일에 한 번씩 승우를 데리고 고속도로에 올랐다.

정말 신통방통했다. 아토피 아이들은 가려움 때문에 늘 서늘한 곳에서 키우다시피 하는데 기 치료를 받은 아이는 뜨거운 방에서도 쌔근쌔근 잘 잤다. 승우가 그렇게 깊이 자는 것은 난생 처음이었다. 지리산에 방이라도 구해 눌러앉고 싶다는 욕심이 생길 정도였다. 하지만 처음의 의욕과는 달리 지리산은 너무 멀었다. 반나절 이상 고생해서 내려간 다음 잠깐 동안 기 치료를 받고, 다시 서울로 올라와야 하니 아이가 오히려 힘들어하는 것 같았다. 하루도 빠뜨리지 않고 몇 달을 받아야 치료 효과가 있다고 하는데, 일주일에 한 번 받는 치료로는 별다른 차도가 없었다. 기 치료를 받고 올라온 며칠 뒤에는 다시 평소 상태로 돌아왔다. 결국 기 치료도 포기할 수밖에 없었다.

내 아이의 병은 다른 사람이 어떤 특별한 기술로 고쳐줄 수 있는 것이 아니란 생각이 들었다. 결국 아이의 의사는 엄마여야 한다. 내 아이를 위해 무언가를 해준다고 하더라도 그건 일시적인 것이며 부모처럼 조건 없이 헌신적으로 해줄 수도 없는 것이다. '아토피 전문의'라고 하는 사람들도 아토피는 치료보다(적어도 치료만큼) 환경관리가 중요하다고 이야기하는데, 먹이고 입히고 재우는 모든 생활을 관리해주는 사람이 엄마가 아닌가.

생후 20개월이 되도록 승우는 내 배 위에서만 잤다. 낮에도 늘 내 품에 안겨 있었으니 결국 하루 24시간 중 아이와 신체적으로 떨어져 있는 시간은 채 몇 시간이 되지 않는 셈이었다. 한겨울에도 배와 가슴에 땀띠가 나서 참기 힘들었다. 두 돌이 넘어가니 내 인내력에도 한계가 왔다. 잠깐 잠들었다가 금세 깨어나 우는 아이에게 "엄마도 힘들다. 제발 잠 좀 자자. 네가 안 잘 거면 제발 엄마라도 자게 해주라"고 사정할 정도였다. 아이를 달래야 한다는 사실도 떠오르지 않을 만큼 내게 잠은 절박한 문제였다. 고문 중에서도 '잠 안 재우는' 고문이 가장 참기 힘들더란 이야기가 있다. 그 말을 절감하고 또 절감했다. 세상 일이 힘들다 힘들다 해도 잠 못 자는 것만큼 힘들까 싶다. 만약 주말마다 남편이 아이를 돌봐주지 않았다면 아마 잠 때문에 몇 번은 더 쓰러지고 신경쇠약으로 미치지 않았을까 하는 생각도 든다.

승우가 세 돌이 되어갈 무렵에는 저녁마다 아이를 업고 동네를 돌기 시작했다. 동네를 몇 바퀴 돌고 나면 동네 사람들이 한마디씩 하곤 했다. "잠 잘 눈이 아니네. 눈이 이렇게 초롱초롱 하고만. 고생하지 말고 그만 들어가요." 저녁 8시에 시작한 산책 아닌 산책이 밤 11시가 넘도록 계속되곤 했다. 아직까지 그러고 있냐며 혀를 차는 사람이 한둘이 아니었다. 그 사람들 눈에는 내가 얼마나 불쌍해 보이고, 승우는 또 얼마나 까다로운 아이로 보였을까…. 그때 내 별명은 '계속 돌아'였다. 아무리 동네를 돌아다녀도 잠들지 않는 아이 덕분에 생긴 별명이었다.

수면에 관계된 자료와 제품도 알아보고, 또 주위의 추천을 받기도

오동나무 침상과 경침

침상을 사용하면 딱딱한 바닥이라 진동이 없어서 숙면을 취할 수 있고 피부를 자극해주는 효과도 있다고 한다. 침상을 바닥에 깔고 자면 온수 파이프가 묻힌 시멘트 바닥에서 올라오는 차갑고 따뜻한 기운(파이프가 지나가는 곳은 따뜻하고 그렇지 않은 곳은 차가운 기운이 올라온다)을 막아서 바닥 전체가 일정한 온도를 유지하게 된다. 처음에는 딱딱해서 몸이 배기고 아프지만 시간이 지나면 오히려 자고 일어났을 때 개운함을 느낄 수 있다.

경침은 둥근 통나무를 가로로 쪼개놓은 것처럼 생긴 딱딱한 나무 베개를 말한다. 머리를 받치는 게 아니라 둥근 쪽을 목 아래에 끼우는 형태다. 경침은 하루 종일 무거운 머리를 받치고 있던 목의 경추를 풀어주고 제자리로 돌아가도록 도와준다. 또한 뇌의 연수를 자극하는 효과도 있다. 처음에는 목이 아프고 머리가 저리기도 한데, 이는 건강에 문제가 있기 때문에 나타나는 현상으로, 시간이 조금 지나면 없어진다. 처음 사용할 때는 경침에 수건을 덮어서 베다가 익숙해지면 경침만 베고 잔다. 경침의 재료 역시 오동나무를 최상으로 친다.

침상은 기성품도 나와 있지만 목재소에 가서 두께 1~1.5cm, 너비 60~70cm, 길이 180cm 정도로 나무판을 켜달라고 해도 된다. 재질은 오동나무가 가장 좋지만 나왕, 합판 등을 사용해도 된다. 침상과 경침은 한국자연건강회(www.nha.co.kr)에서 운영하는 쇼핑몰에서 구할 수 있으며 가격은 오동나무 침상 12만 원 선, 오동나무 경침 1만5000원 선이다.

했다. 심지어 100만 원이 훌쩍 넘는 숯 침대도 사서 들여놓았을 정도다. 하지만 결국 요즘은 오동나무 침상과 경침을 사용하고 있다. 특히 더운 곳에서 더 가려워지는 아토피 아이들에게는 서늘한 침상이 도움이 되는 것 같다. 푹신한 요나 매트리스 대신 딱딱한 나무 판 위에 얇은 담요 한 장만을 깔고 누워 자는 것인데, 이렇게 하면 앞뒤, 좌우로 휜 척추를 곧게 펴주어 온몸의 신경이 눌리지 않고 퍼져나가게 해준다고 한다. 아토피가 눈에 띄게 좋아진다거나 잠을 더 자는 것은 아니었지만 어릴 때부터 평상에서 잠을 자서 그런지 승우는 자세가 참 바른 편이다. 다른 아이들이 허리를 구부리고 앉아 있는데, 승우는 허리를 똑바로 펴고 앉아 있어서 주위 사람들이 보고 놀랄 정도다.

하여간 조금이라도 잠을 더 재우기 위해 안 해본 일이 없다. 가려워서 잠을 못 잘 때는 냉온욕을 시킨 뒤에 보습을 잘 해주면 조금 나았다. 내 경우에는 아토피 모임이다 뭐다 해서 바쁘다 보니 재워야 할 시간을 종종 놓치기도 했는데, 생활 리듬을 잘 지켜주는 것이 중요한 것 같다. 재우는 시간이 일정해져야 아이도 잠자는 것을 조금이라도 덜 힘들어하게 된다. 햇볕을 자주 쐬고 바깥에서 몸을 움직이며 놀 수 있게 해주는 것이 좋은데, 공기 좋은 공원이나 산에서 산책을 하는 게 가장 효과적이었다. 맑은 공기를 찾아서 멀리 움직이는 것보다는 집 근처의 작은 공원이나 하다못해 나무 그늘 정도라도 괜찮다.

모든 일에는 끝이 있기 마련인 듯하다. 그토록 잠 때문에 애를 태우던 승우도 어린이집에 다니기 시작하면서부터는 많이 달라졌다. 정해진 시간에 일어나고 잠드는 규칙적인 생활이야말로 수면의 첫번째 조건인 듯하다. 그리고 공동육아 어린이집을 선택했기 때문에 낮에 나들이를 한번씩 나가게 되는데, 그것 역시 도움이 되는 것 같다. 콘크리트에 갇혀 지내는 대신 흙과 햇볕 속에서 신나게 뛰어놀아서인지 집에와서는 무척 잘 잔다.

불과 몇 달 전까지만 해도 잠을 못 재워서 마음을 끓이고 애태웠는데, 이렇게 아이가 변할 수 있다는 사실 자체가 놀랍다. 조금만 더 재워보겠다고 안 해본 일이 없는데 어린이집에서 또래 아이들과 어울려 노는 것만으로 이렇게 좋아지다니, 내가 미처 생각하지 못한 부분이 있었던 것이다. 아토피 아이들은 대개 땀을 잘 흘리지 않는다. 그래서 아토피 아이를 둔 엄마들은 아이들이 땀을 흘린다는 것을 아토피가 호전되는 증거로 생각할 만큼 '땀'을 중요하게 생각한다. 땀을 흘릴 만큼 몸을 움직여 실컷 놀게 해주는 것이야말로 잠 문제를 해결할 가장 중요한 요인이 아닐까 생각한다. 단 하나 주의할 것은 아이를 잘 재우려는 생각에 지치도록 놀게 하는 경우도 있는데, 몸이 처질 정도로 지나치게 기운을 소진하면 오히려 잠을 더 못 이룬다. 아이의 체력에 맞춰 놀게 하는 것이 중요하다.

가족들의 만만찮은 반대, 이렇게 해결하자

아토피 엄마들의 스트레스 중 하나가 가족들의 지나친 걱정과 참견(?)이다. 다른 사람들 말이야 한 귀로 듣고 한 귀로 흘리면 그만이지만 시댁이나 친정 어른들의 성화는 견디기 어려운 스트레스가 된다. 특히 자연건강법을 선택한 엄마들은 가족들의 반대에 부딪히는 경우가 많다. 내 경우도 마찬가지여서 친정과 시댁 어른들은 물론이고 의사인 친정오빠까지 가세하여 병원에 다니라고 압력(?)을 넣었다. 오죽했으면 승우의 아토피가 심한 2년 동안은 시댁에 발길을 끊었을까. 시어머니는 승우를 보시면 울화가 치밀어서 며칠 동안이나 잠을 못 이루신다고 했고, 나 역시 "네가 병원에 데려가지 않아서 이 지경이 되었다"는 질책을 끝없이 들어야 해서 도저히 견딜 수가 없었다. 승우가 생기기 전에는 살뜰하게 시댁을 챙겼던 터라, 남편은 군말 없이 명절에도 자기 혼자 본가에 다녀오곤 했다.

승우의 상태가 가장 나빴을 때, 전주에 계신 친정아버지는 일주일이 멀다 하고 우리 집을 찾아오셨다. 오실 때마다 아이의 상태가 점점 안 좋아지니 걱정을 태산같이 하시며 돌아가시기를 반복했다. 내가 승우를 데리고 풍욕을 하고 있으면 옆에서 "매일 그것만 하고 있으면 뭐 하냐. 좋아지기는커녕 점점 안 좋아지니 그만 두고 병원이나 가라"고 말씀하셨다. 나는 친정아버지를 안심시켜 드리기 위해 그럴 듯한 거짓말을 하곤 했다. "이건 태열인데요, 어른들 말씀이 아이가 땅 밟을 때쯤이면 낫는대요. 그러니 걱정하지 마세요." 그러면 친정아버지는 "이렇게 아픈데, 흙 밟을 때까지 어떻게 기다리냐. 그럼 흙을 퍼다가 발에 미리 좀 대줘 봐라. 내 보기엔 흙 밟는다고 나을 병 같지 않다"고 대꾸하셨다.

손주들을 여럿 보셨지만 승우처럼 아토피 앓는 아이를 본 적이 없으시니 더 걱정스러우셨나 보다. 게다가 의사인 오빠를 볼 때마다 승우 이야기를 하셨던 것 같다. 오빠에게서도 전화가 왔다. 혹시 동생 마음이 상할까봐 조심스럽게 조언을 해주었지만 자연건강법에 대해 탐탁해하지 않는 오빠의 불안감이 느껴졌다.

친정아버지는 아이의 상태가 좋아지지 않는데다가, 병원을 다녀라, 무슨 약이 좋다더라 하는 이야기를 내가 별로 귀담아 듣는 것 같지 않으니 이번에는 직접 아토피에 좋다는 물건들을 사서 보내셨다. 중국까지 가서 유명하다는 아토피 연고도 사오셨다. 어느 때는 아토피에 좋은 한약이라며 몇 첩씩 지어 보내시기도 했고 이름 모를 약초들도 보내셨다. 친정아버지의 정성은 쉽게 식을 줄을 몰랐다. 당신께서 아이의 심각한 상태를 직접 보셨기에 백방으로 수소문해가며 아토피에 좋다는 연고와 약초, 약들을 수집하다시피 사다주시곤 했다. 덕분에 우리 집에는 수많은 연고들이 여기저기 놓이게 되었다. 친정아버지가 승우를 바라보는 눈빛에는 고통스러움이 역력했다. 그런 아버지를 보는 내 마음 역시 죄송하고 무거웠다. 어릴 적 허약해서 속을 썩이던 딸이, 이제는 아픈 아이를 낳아 키우고 있는 모습을 보시니 그 심정이 어떠셨을까. 아버지께 자꾸 걱정만 안겨드리는 불효자가 된 것 같아 죄송하고 또 죄송했다.

그래서 나는 될 수 있으면 친정아버지의 정성과 관심을 고맙게 받기로 했다. 진심으로 할 수 없으면 하는 척이라도 하자고 다짐했다. 아버님이 병원에 가자고 하시면 어디가 되었건 아이를 데리고 따라나섰다. 친정아버지는 용한 병원만 찾으면 그까짓 아토피 금방 나을 거라고 생각하시는 것 같았다. 아토피는 뾰족한 치료법이 없으며 집에서 관리를 잘 해주어야 한다는 이야기를 들은 뒤에 연고를 처방받아 돌아오는 일, 그게 병원에 가서 겪는 일이었다. 의사들은 약속이나 한 것처럼 똑같은 진단과 처방을 내렸다. 한의원에 가자고 하실 때에도 군말 없이 따라나섰다. 나환자만 전문적으로 치료하는 병원에 가자고도 하셨다. 그 병원에도 다녀왔다. 때로는 "아빠, 이번엔 어떤 병원을 가야 할지 고민이에요. 아이는 별로 좋아지지 않고…. 아빠, 이번엔 ○○병원이 괜찮다는데 같이 가실래요?"라고도 하면서 병원에 다니고 있다는 것을 은근히 내비치는 거짓말을 하기도 했다. 그렇게 해서라도 부모님 마음을 편안하게 해드리고 싶었다. 아무래도 병원에 다니고 있다고 해야 조금이라도 안심하실 것 같았다. 그러자 언젠가는 "같이 가서 뭐 하게. 한 서방이랑 같이 가라"고 하실 정도가 되었다. 자연건강법인지 뭔지에 목매달고 있는 딸이라 병원에 다녀왔다고 해도 좀처럼 믿지 못하던 분이셨는데 말이다. 어쩌면 몇 달 동안 병원에 따라 다니다 보니 지치기도 하셨을 것이다.

아버지를 통해 아이의 상태를 전해 듣던 친정엄마가 드디어 서울로 올라오셨다. 아이 상태가 심하다고 하는데 도대체 어느 정도인지 당신 눈으로 봐야겠다고 나선 걸음이었다. 친정엄마는 아이를 보자마자 애가 왜 이렇게 되었냐며 대성통곡을 하셨다. "내가 이런 꼴을 보려고 여기까지 왔구나!"라고 하시면서…. 친정엄마는 이것저것 챙겨 오신 약 보따리를 내려놓고는 삼신할머니 상까지 차리셨다. 그러고는 우리 집에 계시는 내내 아이를 안고 울면서 기도를 하셨다. 그런 엄마를 진정시키면서 며칠을 지냈는데 결국은 참지 못하시고 내려가 버리셨다. 승우를 보고는 식사도 못하고 우시던 친정엄마, 그런 엄마를 보며 나역시 죄송스러운 마음에 얼마나 울었던지….

그런 부모님이 보내주시는 약인데 어떻게 "그런 건 발라줄 수 없어요"라고 냉정하게 대답할 수 있겠는가. 무조건 고맙다고 말씀드리고 기꺼이 받았다. 병원에도 함께 다니고 연고도 약도 잘 받아왔다. 친정 아버지가 사다주신 연고도 집안 잘 보이는 곳에 놓아두었다. 어머님이 보내주신 한약도 냉장고에 잘 넣어두었다. 다른 가족들이 보내온 것도 군말 없이 잘 쓰겠다고 하고 받아두었다. 그리고 연고도, 한약도 하루 치만큼씩 떠서 버렸다. 친정아버지가 워낙 자주 오시는 터라 '진짜 이 약을 쓰고 있구나'라고 생각하시게 하기 위해 짜낸 나름의 묘책이었다. 문제는 집에 와 계시는 동안 보시는 앞에서 연고를 발라야 하는 것인데, 그럴 때는 "저번에 이 연고를 썼더니 조금 더 올라온 거 같아요. 조금 쉬었다 다시 발라보려고요. 그래서 당분간 이 연고는 못 쓸 것 같아요"라고 말씀드리고는 했다. 이 방법도 너무 자주 쓰면 꼬리가 밟힐 것 같아 어떨 때는 아주 극소량을 바르는 척했다가 화장지로 손을 닦아내기도 했다. 이런 모습을 보시고는 '좋다는 약을 써도 좋아지지 않는구나'라는 생각을 하게 되셨고 서서히 자연건강법에도 관심을 갖게 되셨다. 나는 나 나름대로 부모님의 말씀에 그런 건 절대로 못 쓰겠다고 고집부리는 못된 딸이나 며느리가 되지 않을 수 있어서 좋았다. 덧붙여 내 전공도 자연건강법을 하는 데 많은 도움이 된 것 같다. "엄마가 간호사인데 어련히 알아서 잘 할까"라고 하시며 마음을 놓으시는 눈치였다.

가족을 설득하면 천하를 얻는다

우리 집은 항상 아토피 아기들과 엄마들로 북적였다. 아기가 심한 상태라며 걱정이 태산 같던 엄마들도 우리 승우를 보고는 위로와 희망을 얻는 것 같았다. 전화로 이야기를 들어보면 우리 승우보다 훨씬 상태가 안 좋은 것 같다는 느낌을 받은 적도 종종 있었는데, 결국 얼굴을 맞대고 보면 승우가 '많이 나았다'고 하는 상태보다 덜한 경우가 많았다. 나는 가능하면 친정아버지가 집에 계실 때 아토피 아기들을 초대하곤 했다. 아토피가 심한 아이도 있었고, 많이 나아서 거의 깨끗한 얼굴을 한 아이도 있었다. 그러면 친정아버지는 그 많은 아이 중에 당신 손자가 가장 상태가 나쁘다며 혀를 차곤 하셨다. 일부러 좋아진 아이를 보여드리며 "아빠, 이 아이도 아토피였는데, 지금은 이렇게 깨끗해졌어요"라고 말씀드리곤 했다. "그 아인 뭘 해서 그렇게 좋아졌는지 물어봐라. 너도 좀 따라해봐라" 하시며 부러움을 감추지 못하셨다. "저랑 똑같이 자연건강법을 하고 있어요."

탐탁해하지 않는 얼굴로 아무 말씀 하지 않으시던 친정아버지도 조금씩 자연건강법에 대해 마음을 여셨다. 시댁에서도 조금 더 지켜보자는 마음으로 기다려주셨다. 나는 자연건강법에 관한 책을 사서 보내드

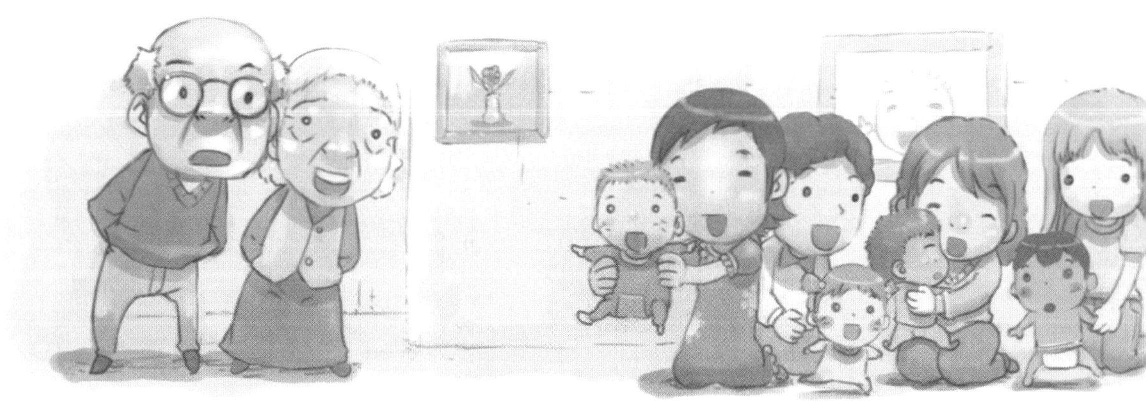

난 부모님이 집에 오신 날 다른 아토피 아이를 초대하곤 했다. 자연건강법으로 건강해진 아이를 직접 보여드리기 위해서였다.

렸고 남편과 함께 틈날 때마다 설득했다. 양가 부모님들이 병원에 가라고 재촉하지 않으니 내 마음도 훨씬 여유로워졌다. 더 이상 가족들을 설득하느라 애쓰지 않아도 된다는 사실 자체가 스트레스를 한결 덜어주었다.

그러는 와중에 강원도에 있는 친구 집에서 한 달을 지내고 왔다. 승우의 피부는 진짜 눈부실 정도로 좋아졌다. 강원도에서 서울로 돌아오던 날, 친정아버지께서 어김없이 올라오셨다. 승우를 보고 깜짝 놀라시며 어떻게 했는데 이렇게 좋아졌느냐며 이 정도만 되어도 걱정 없겠다는 말씀을 하셨다. "특별히 한 건 없어요. 공기 맑은 데 가서 풍욕을 열심히 해주었더니 이렇게 좋아졌어요." 그날 이후 양가의 모든 가족들이 자연건강법에 감탄하시더니 더 이상 자연건강법에 대해 타박하는 일이 없어졌다. 승우의 피부가 씻은 듯 깨끗해진 요즘은 친정아버지께서 간혹 "요즘은 왜 풍욕을 안 해주냐"고 야단을 치실 정도가 되었다. 아이가 조금만 몸을 긁는 것 같아도 "네가 요즘 많이 해이해졌다. 아토피 심할 때는 이 정도만 긁어도 풍욕하고 냉온욕하면서 진정시키곤 하더니…. 이러다 승우 아토피 또 재발할라"고 하신다. 또한 아버지 생각에 좋지 않은 먹을거리를 주는 것 같으면 "너희들이 옛날 같았으면 승우한테 이런 걸 먹일 생각이나 했겠냐? 다 나은 것 같다고 마음 놓지 말고 관리를 잘 해야 하는 거야. 피부만 깨끗하다고 되는 게 아니다"며 호통을 치신다. 나는 빙그레 웃으며 아버지께 장난을 친다. "아니, 병원 가라고 말씀하시지 그러세요." 내 대답에 친정아버지는 가만히 눈을 흘기신다. 그동안 승우 때문에 마음고생 많으셨던 친정아버지가 한없

이 고맙고, 이제 자연건강법을 믿고 딸의 게으름을 탓하는 아버지가 고
마웠다. 사실 승우가 나았으니 이런 여유도 생기는 것 같다.

옆집 아이의 아토피와 비교하지 말라

자연건강법을 하면서도 우리 승우는 '참 특이한 경우'라는 이야기
를 자주 들었다. 우선 아토피 증상이 너무 심했고, 그 정도로 심한 아
기를 자연건강법으로 키우겠다고 고집하는 엄마는 없었을 뿐 아니라
그걸 지켜보는 아빠도 없다는 것이었다. 수수팥떡의 최민희 대표를 비
롯한 다른 엄마들 역시 그 정도로 철저하게 자연건강법을 하고 있는데
좀처럼 좋아지지 않으니 정말 특이하다고 이야기하곤 했다.

그래서인지 우리 승우는 아토피 모임과 수수팥떡에서는 모르는 사
람이 없는 '스타'였다. 한번은 승우의 얼굴이 오랜만에 조금 깨끗해져
서 수수팥떡 사이트에 "우리 승우가 다 나았어요"라며 희망 섞인 허풍
을 쳤더니 축하전화가 수십 통 걸려 와서 깜짝 놀란 적도 있다. 물론
다음 번 모임에 아이를 데려갔더니, 사람들이 피식 웃었다. 다 나았다
고 허풍 칠 만큼 좋아진 게 이거냐는 뜻이었다.

승우의 상태가 워낙 심한지라 한의원에서 승우 이야기를 듣고 전화
를 하는 사람도 있었고, 사이트나 방송을 보고 연락을 해오는 사람도
있었다. 전화로 이야기를 해보니 우리 승우보다 상태가 더 심한 것 같
은 아이도 있었다. 몇 명은 직접 우리 집으로 찾아오기도 했다. 반응은
대체로 두 가지였다. "승우를 보니 우리 아이는 양반이네" 하며 안도

하고 돌아가는 부모와 "많이 좋아졌다는 게 이 정도이니 실망이네" 하고 돌아가는 부모···. 전화로는 승우의 상태를 워낙 덤덤하게 설명하니까 어느 정도 심한지 짐작이 잘 안 되는 모양이었다.

아토피 엄마들은 한결같이 '내 아이의 아토피가 너무 심하다'고만 생각하는데, 사실 주위를 둘러보면 훨씬 더 심한 상태인 아이들도 많다. 병원을 전전하다가 의사도 포기해버린 아이, 형제 모두 아토피인 가족···. 아직 내 눈으로 보지는 못했지만 아마 승우보다 더 심한 아이도 있을지 모른다. 나만 힘들다고 생각하는 것보다 '더 힘든 사람도 있다'고 생각하는 게 위로가 되지 않을까 싶다.

승우에게서 희망과 위로를 받는 엄마들과 달리, 나는 때때로 스트레스를 받을 때가 있었다. 아토피 아이를 둔 엄마들의 전화를 받다 보면 '우리 승우보다 훨씬 상태가 좋은 아이들인데, 내가 위로를 해줘야 하나' 싶은 생각이 들 때도 있다. 물론 인지상정이라고 그 어려움을 잘 알고, 또 내가 편하니까 전화를 하는 거였지만 나 자신도 힘이 들 때는 엄마들의 하소연과 눈물에 공연히 화가 날 때도 있었다. 나도 힘들어 죽겠는데, 나는 어디에 하소연을 해야 하나···.

아이 키울 때 '절대로 옆집 아이와 비교하지 말라'는 이야기를 많이 한다. "옆집 애는 받아쓰기도 100점 받는데, 너는 글씨도 아직 제대로 못 읽니?"라는 식의 비교는 아이의 자신감을 떨어뜨리기 때문이란다. 그런데 아토피 엄마는 "옆집 아이는 얼굴에 난 두드러기가 깨끗하게 가라앉았는데, 네 얼굴은 왜 아직도 이 모양이냐"라는 비교를 종종 하게 된다. 물론 대놓고 말하는 것도 아니고, 그 아이 엄마에게는 축하

한다고 인사를 하지만 한편으로는 부러움 섞인 질투가 생기는 것이다. 다른 엄마들이 들으면 웃을지도 모르겠지만 아토피 엄마에게는 아이의 깨끗한 피부보다 더 부러운 것은 없는 것 같다. 모임 때 나가서 깨끗해진 다른 아이를 보면 '똑같이 자연건강법을 해도 왜 우리 승우는 얼굴이 저렇게 안 될까? 내가 뭘 잘 못하고 있는 걸까?' 하는 생각이 들어서 속상했다. 아이마다 아토피 증상이 다르고 처한 상황이 다르니까 이렇게 비교해서는 안 된다는 것을 알고 있지만 사람이다 보니 어쩔 수가 없었다.

그러나 '특별한 경우'인 우리 승우는 더뎌도 너무 더뎠기 때문에 나중에는 다른 아이와 비교하는 것을 포기하게 되었다. 그러다 보니 좋아지는 아이를 보면 진심으로 기쁘고, 상태가 나쁜 아이를 보면 나도 모르게 눈물을 흘리게 되었다. 아토피와 싸우다 보니 내 자식의 아토피뿐만 아니라, '우리 아이들의 아토피'가 빨리 낫기를 기원하는 좀 더 성숙한 엄마로 변하게 된 것 같다.

'날라리' 엄마가 스트레스도 적다

아토피 엄마들은 참 대단하다. 아니 '위대하다'고 해야 하지 않을까 싶다. 아무리 힘들고 고된 길이라고 해도 아이 곁을 묵묵하게 지켜주는 엄마의 믿음이야말로 신의 사랑에 버금가는 위대한 사랑의 힘이 아닐까 생각한다. 더구나 아파서 힘들어하는 아이를 둔 엄마라면 사랑에 안쓰러움과 미안함, 애틋함이 더해지니 엄마로서 더 희생하고 더 많은 것을 해주려고 애쓰게 된다.

그 사랑 때문일까? 아이의 아토피 때문에 자연건강법을 선택한 많은 엄마들이 아이를 좀더 빨리 낫게 하기 위해 높은 기준을 세우는 것 같다. '풍욕은 하루 여섯 번, 냉온욕은 하루 한 번' '냉온욕을 할 때 더운물의 온도는 43℃, 찬물의 온도는 18℃' 하는 식으로 기준을 세워 여기에 꼭 맞추려고 하는 것이다. 승우의 아토피가 나으니 다른 엄마들은 내가 승우에게 어떻게 해주었는지를 궁금해 했다. 얼마나 철저하게, 정석대로 해주었으면 그 심한 중증 아토피가 나았을까 하는 생각을 갖고 있는 것 같았다. 물론 나도 자연건강법을 철두철미하게 해야만 효과가 있을 거라고 생각하던 시절이 있었다. 하지만 이제는 자연건강법을 엄마가 정한 기준대로 밀고나가는 것은 거의 불가능하고, 또 그래서도 안 된다고 생각한다. 엄마의 기준이 아니라 아이에게 맞춰야 하기 때문이다.

승우와 내가 자연건강법을 시작할 때만 해도 '철두철미'가 내 원칙이었고 '남들보다 더 많이' 하는 게 내 목표였다. 욕심을 많이 냈고 그러다 보니 시행착오도 더 많이 겪었다. 엄마가 시행착오를 겪을 때마다 그 고통은 고스란히 아이의 몫이 되었다. 냉온욕을 할 때는 뜨거운 물은 더 뜨겁게, 찬물은 더 차갑게 하는 것이 효과적이다. 그러다 보니 아이가 견딜 수 있는 온도를 무시하고 자꾸 더 뜨겁게, 더 차갑게 하고 싶은 욕심이 생겼다. 어른인 나도 견디기 힘들 정도로 뜨겁고 차가운 물에 들어가야 했던 아이는 얼마나 힘들었겠는가. 조금만 욕심을 접었어도 아이가 덜 힘들어하며 자연건강법을 할 수도 있었을 텐데, 그때는 그걸 생각할 만큼의 여유가 없었다.

솔직히 고백하건댄, 그 때 잠깐을 제외하고는 나는 날라리 엄마였다. 냉온욕을 할 때 온도를 맞춰주려고 노력은 했지만 잘 안 되더라도 '그래도 안 하는 것보다 낫겠지' 하는 생각에 온도에 상관없이 냉온욕을 시키곤 했다. 풍욕을 한 뒤에는 젖을 바로 먹이지 말라고 하는데 '엄마 젖인데, 괜찮겠지' 하면서 먹였고, 풍욕을 할 때는 옷을 완전히 벗겨야 하는데 아이가 너무 추워할 것 같으면 얇은 옷을 하나 입히거나 창문을 열지 않고도 시켰다. 내가 이런 말을 하면 열심히 자연건강법을 실천하던 엄마들이 '그래 대충해도 되는구나'라고 생각할까봐 걱정스럽다. 일부러 대충하자는 것이 아니라 아이가 너무 힘들어하면 정석을 고집하지 말고 아이의 상태에 따라 조금쯤 융통성을 발휘해도 될 것 같다는 것이다.

이렇게 '날라리'로 자연건강법을 한 엄마이지만 나름대로 양보하지 않는 원칙이 있다. 자연건강법은 몇 달 하다가 끝내는 치료법이 아니라 아이와 우리 가족의 평생 건강을 지켜줄 생활 습관으로 꾸준히 지켜나가겠다는 것, 그리고 한결같이 밝고 건강한 엄마의 모습을 보여주겠다는 것이었다. 그 덕분인지 승우는 명현 현상이 찾아와도 방긋방긋 잘 웃곤 했다. 다른 엄마들이 우리 승우를 보고는 온통 진물이 흐르는 빨간 얼굴과 몸으로 어떻게 웃을 수 있는지 믿기 어렵다고 했다. 하지만 엄마의 웃는 얼굴만을 보고 자란 아이가 늘 울상을 짓는다는 것이 훨씬 상상하기 어렵지 않을까? 아이의 얼굴은 엄마의 얼굴을 그대로 비춰주는 요술 거울이다.

내가 처음으로 아토피 모임을 가졌을 때 모였던 아이들은 요즘 심하다는 아토피 아이들보다 훨씬 심한 중증 아토피였다. 그때 그 모임은 엄마들에게 생명줄 같은 역할을 했다. 이렇게 심한 아토피 아이를 키우는 엄마들이 나 말고도 더 있구나 하는 안도감, 그리고 아무도 알아주지 않는 고통과 물어볼 곳 없는 자연건강법에 관해 서로 이야기를 나누곤 했다. 전통음식을 열심히 배우고 아기에게 좋은 모유를 먹이기 위해 엄마의 먹을거리에도 신경을 많이 썼다. 심한 아토피 때문에 피부가 엉망이었던 아이들을 데리고 함께 온천도 다니고 풍욕도 했다. 잠깐씩 서로의 아이들을 돌봐주었고 계획했던 하루 여섯 번의 풍욕을 다 못해도 그저 좋기만 했다. 서로 끌어안고 눈물도 많이 흘렸지만 그때 우리끼리 한 이야기가 있다. "엄마가 울어도 아이는 힘들고, 엄마가 아파해도 역시 아이는 똑같이 힘들다. 그러니 아이한테 엄마의 웃는 얼굴을 보여주자." 그래서 그런지, 그 모임에 나왔던 아이들은 모두 좋아졌다. 엄마의 기분은 아이의 기분, 더 나아가 아이의 상태와 직결되는 것 같다. 엄마가 아이를 믿어주고 또 조금쯤 느긋한 마음으로 기다려줄 때 아이도 편안한 마음으로 자연건강법을 받아들이게 된다.

내가 얻은 깨달음은 이렇다. 아이나 엄마 모두 스트레스를 받지 않고 즐겁게 할 수 있어야 자연건강법의 결과도 훨씬 좋아진다.

자연건강법을 계획한대로 철저하게 하는 '정석' 엄마들을 보면 대개는 어느 순간에 가서 답보 상태를 경험하게 된다. 아이가 어느 정도 좋아졌다 싶었는데, 아무리 열심히 해도 더 이상은 좋아지지 않는 것이다. 어떻게 하고 있는지 이야기를 들어보면 대개는 나보다 훨씬 더 열심히, 완벽하게 잘 해주고 있었다. 하지만 가만히 살펴보면 '정석' 엄마들의 마음속에는 '불안함'이 도사리고 있었다. 조금만 원칙에서 벗어나거나 흐트러져도 참지 못할 정도로 완벽하게 하고자 하는 마음 한편에는 이러다 혹시 잘 안 되면 어쩌지, 내가 잘 못해서 아이 상태가 나빠지면 어쩌지 하는 불안함 때문에 안절부절 못하고 있는 셈이었다. 아이 역시 엄마의 그런 불안함을 느끼고 있지 않았을까? 그렇다면 아이 역시 엄마의 스트레스를 나눠 받고 있었을 것이다. 안 되면 대충이라도 해야지 하는 '날라리' 엄마에 비해 더 효과가 나지 않는 것도 그 이유 때문이 아닐까 싶다.

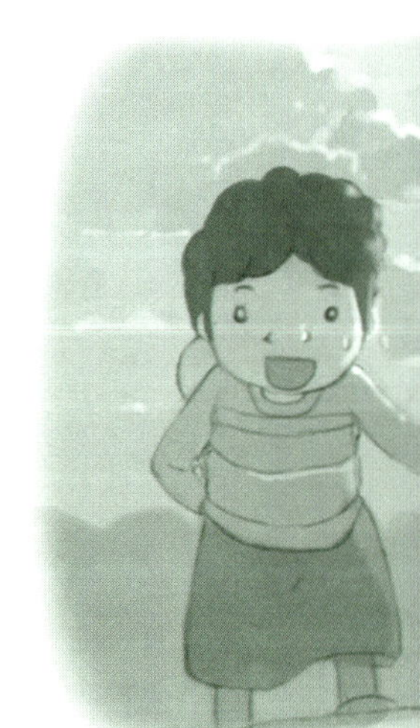

아토피 스트레스는 '아토피 모임'으로 극복하자

아프지 않은 아이를 키우는 일도 쉽지 않아서 친정엄마나 시어머니, 남편 등 다른 가족의 도움을 받지 않고 오직 혼자만의 힘으로 키우는 엄마가 드물 정도다. 그러니 아토피 아이를 둔 엄마는 오죽하겠는가. 육아에다가 병 수발이라는 짐을 하나 더 진 셈인데, 맞벌이 엄마는 물론이고 전업 주부도 다리가 휘청하고 허리가 꺾일 정도로 힘이 많이 든다. 그런 엄마의 심정을 알아서인지 밥 먹다 말고라도 다른 아토피 엄마가 전화를 해오면 길게는 한 시간씩 기꺼이 통화를 하곤 한다. 도대체 돈이 되는 것도 아니고 그래봐야 입만 아픈 걸 무슨 통화를 그리 오래 하느냐고 핀잔을 주는 사람도 있다. 그냥 아토피 아이를 둔 부모

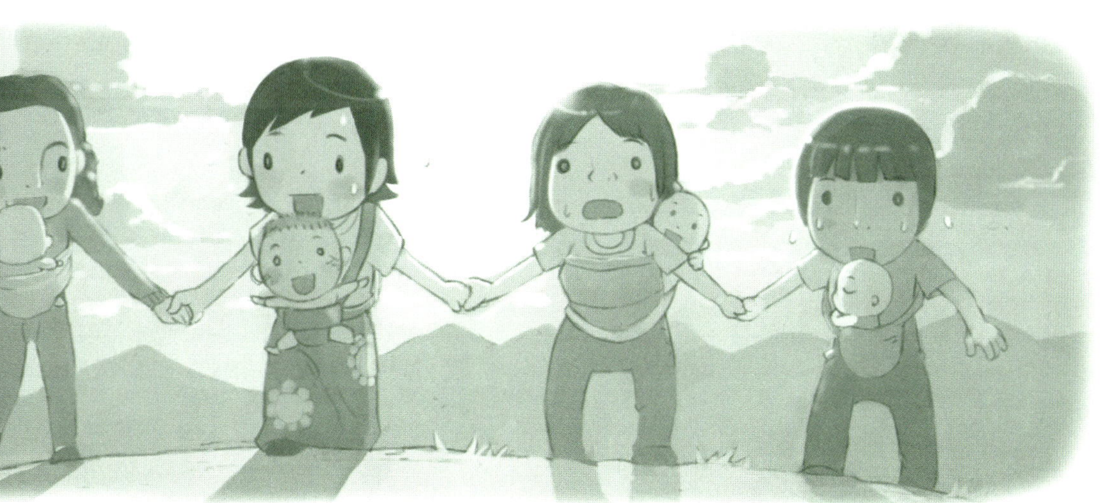

외롭게 싸우는 것보다는 아토피 모임을 통해 함께 극복하는 지혜가 필요하다.

로서 이심전심이 된다고 해야 할까. 얼굴 한번 본 적 없어도 가슴 찌르르하게 통하는 고통이 느껴져서인 것 같다. 처음 전화를 건 사람들이 대부분 "잘 알지도 못하는 사람인데 이렇게 전화를 해서 미안해요"라고 이야기를 꺼낸다. 그러면 나는 "잘 알지 못하기는요. 우린 아토피라는 공통점을 갖고 있잖아요. 그러니 오히려 서로를 잘 알 수 있어요"라고 대답한다.

자연건강법을 하다 보면 엄마가 감당해야 할 일이 상상할 수 없을 정도로 많아진다. 승우의 아토피 때문에 처음 아토피 모임을 가졌을 때만 해도 그랬다. 어디 한 곳 상의할 만한 곳이 없었다. 게다가 아토피를 병원에 가지 않고 치료한다고 하니 주위 사람들이 이상한 눈으로 쳐다보는 것도 당연했다. 몇 년 사이에 자연건강법에 대한 관심도 높아지고 또 그 효과에 대해서도 어느 정도 인정해주는 분위기가 되었지만 초기에는 한마디로 '외로운 투쟁'이었다. 엄마들끼리의 경험을 토대로 서로 상의하고 조금씩 방법을 바꿔보기도 했다.

그때 우리는 '풍욕은 하루에 꼭 6회씩' 해야 한다고 생각했고 냉온욕 역시 하루라도 거르면 효과가 없다고 생각할 정도로 절박하게 매달렸다. 명절에 온

수수팥떡은 『황금빛 똥을 누는 아기』의 저자인 최민희 씨가 운영하는 사이트로 니시식 자연건강법과 바른 먹을거리에 관한 각종 정보를 얻을 수 있다. 아토피 관련 강좌와 모임도 활발하게 열리고 있으므로 자연건강법을 실천하려고 마음먹었다면 꼭 한 번 들러봐야 할 곳이다. 아토피가 없더라도 아이를 건강하게 키우고 싶은 엄마에게 많은 도움을 준다. 주소창에 한글로 '아사모'를 치거나 www.asamo.or.kr로 접속할 수 있다.

집안 식구들이 모여도 한쪽에 가서 눈치 보며 풍욕을 시켰고, 아이에게 이것저것 먹어보라고 권하는 친척들의 눈치를 봐가며 먹지 못하게 해야 했다. 얼음장처럼 차가운 냉탕에 들어가지 않으려고 버티는 아이와 실랑이를 하면서 또 얼마나 많은 눈물을 흘렸던가.

아토피 엄마들 모임을 시작한 지 만 4년이 되어 간다. 모임에 나오는 엄마들과는 4년을 만났든, 일주일을 만났든 똑같이 마음이 쓰인다. 웬만한 부탁은 거절할 수도 없을 만큼 가족처럼 느껴진다. 우리는 서로를 '혈맹 관계'라고 부른다. 다른 아토피 엄마들에게도 이런 모임은 꼭 하나 갖고 있어야 한다고 권한다. 너무 힘들고 지쳤을 때 아이 업고 찾아가서 밥 한 끼 얻어먹을 수 있는 곳, 울고 싶을 때 가서 위로받을 수 있는 곳…. 그런 모임, 그런 사람들이 있다면 아무리 어려운 일이 닥치고 엄청난 스트레스가 몰려와도 참아낼 수 있는 힘이 된다. 왜냐하면 그 사람들도 나와 똑같은 어려움을 겪었고, 지금도 겪고 있기 때문이다.

아토피 모임 엄마들끼리 자주 만나서 아이들 상태에 대해 대화를 나누고, 함께 모여서 두부나 떡을 만들어 보기도 하고, 날씨 좋은 날은 도시락을 싸서 풍욕을 하러 나서기도 했다. 혼자서 하려면 다른 사람들의 시선도 두렵고 왠지 불안한데 같은 처지의 엄마들끼리 모여서 하니 오히려 신나는 놀이가 되었다. 아이는 또래 친구들과 만나서 놀고, 엄마들 역시 수다를 떨고 음식을 나눠 먹으며 스트레스를 마음껏 풀어버릴 수 있었다. 모르는 사람이 볼 때는 '놀기 좋아하는 엄마들의 모임'으로 보였을지도 모를 일이다.

하지만 모여 앉아 서로의 이야기를 듣다 보면 나도 모르게 눈물을 흘리게 된다. 언제 한번은 1박2일로 여행을 떠난 적이 있는데, 아이들을 재워놓고 밤새 이야기꽃을 피웠다. 다들 입을 모아 아이 낳고 3년 만에 처음 갖는 여유라며 여고생처럼 들떠 있었다. 첫사랑, 정치, 사회, 남편 이야기까지 시간 가는 줄 모르고 쏟아지던 이야기가 서서히 아이의 아토피 이야기로 흘러갔다. 냉온욕 하기 싫다고 발버둥치는 아이를 억지로 잡아서 물에 넣었던 이야기, 풍욕을 할 때마다 우는 아이를 젖을 물려가며 시켰던 일…. 그러고는 다들 한바탕 눈물 보따리를 풀어놓고야 말았다. 이렇게 마음 놓고 울며 서로를 위로해줄 수 있는 곳이 이곳 아니면 또 어디 있겠는가. 아이들은 모두 그때보다 좋아졌지만 엄마들의 가슴에는 아직도 그 시절의 상처가 고스란히 남아 있다. 그래도 아이들이 좋아졌으니 '상처' 정도로 추억하게 되는 게 오히려 다행스럽게 느껴진다. '영광의 상처' 라고 불러도 좋으리라.

4장

아토피를 이겨내는 자연건강법 이야기

물 · 바람 · 햇볕… 고맙습니다

풍욕과 냉온욕은 자연건강법의 핵심이라고 해도 과언이 아니다. 체온을 올렸다 내렸다 하는 사이 몸속 노폐물이 빠져나가고 산소와 영양을 보충하기 때문에 세포 하나하나가 건강해진다. 아토피가 면역체계의 이상 때문에 생긴 질병이니만큼 인체의 면역력을 극대화시켜주는 풍욕과 냉온욕이야말로 아토피 치료의 가장 중요한 방법이 되는 것이다. 풍욕과 냉온욕의 방법은 간단하지만 막상 실천에 옮겨보면 생각보다 훨씬 힘이 많이 든다. 또한 어린 아이에게 적용할 때는 아이의 기분이나 상태에 맞춰 횟수와 강도를 조절해야 하고, 때에 따라서는 싫어하는 아이를 잘 달래가며 해야 한다는 어려움이 있다. 풍욕과 냉온욕을 하면서 겪은 승우 엄마의 좌충우돌 시행착오와 그만의 노하우를 공개한다.

지독한 명현과 의사의 사망 경고

자연건강법을 하면 반드시 겪게 되는 것 중 하나가 바로 명현 현상이다. 몸 안에 있는 독소가 빠져나오면서 진물, 두드러기, 설사 등 심한 이상 증세가 나타나는데, 이 과정을 반드시 겪어야만 이후에 아토피가 좋아지는 것이다. 병원에서는 증상을 치료하기 때문에 진물이 나거나 가려운 증상 자체는 줄어들지만 원인 치료는 되지 않는다. 반대로 자연건강법은 진물과 두드러기 등을 몸 안의 노폐물과 독소를 내보내는 과정이라고 보고, 그것을 막지 않는다. 오히려 자연건강법을 시작한 초기에는 아토피 증상이 심해지는 것처럼 보이는 것도 이 때문이다. 하지만 이러한 명현 현상이 끝나면 아이의 피부가 깨끗해질 뿐만 아니라 몸 전체가 건강해진다.

나 역시 명현 현상에 대해 알고 있었기 때문에 초기에는 잘 버틸 수 있었다. 하지만 승우의 명현은 너무 길고 심했다. 짧으면 일주일, 길면 2~3개월이라는 명현이 7개월 이상 계속되었다. 온몸에서 진물이 났다. 나는 그 진물을 '승우가 낫기 위해 흘리는 땀'이라고 생각하며 열심히 닦아내고 또 닦아냈다. 그대로 두면 가피가 생겨서 상처가 잘 낫지 않기 때문이었다. 명현 증상에는 아토피 증상만 심해지는 것이 아니라 감기나 설사, 수족구 등 다른 질병에 걸리는 경우도 꽤 많다. 명현 현상이 피부에만 국한되지 않는 것은 아토피가 피부 질환이 아니라 면역체계의 이상에서 오는 전신 질환이기 때문인 것 같다.

승우는 진물과 고름이 나오는 와중에 심한 기침 감기를 앓게 되었다. 아이의 기침소리와 숨소리가 예사롭지 않았다. 병원에 갔더니 의사는 내 얘기는 듣는 둥 마는 둥 하고 아이의 아토피에만 관심을 보였다. "엄마, 이 정도면 폐혈증이 올 수도 있어요. 이 아이 이러다 놓칠 수 있으니 조심하세요. S의료원에 국내 톱인 선생님이 계시니까 응급실을 통해 중환자실로 입원시키는 게 좋겠어요." 감기 얘기는 없고 무조건 큰 병원으로 가라는 것이었다. "선생님, 지금 감기가 심해서 숨소리가 좋지 않아요. 청진 좀 해주세요." 청진을 하는 둥 마는 둥 한 의사는 감기도 안 좋지만 아토피가 급하다고 야단을 쳤다.

아이를 놓칠 수 있다니, 잘못하면 아이가 죽을 수도 있다는 소리가 아닌가. 그 의사가 말한 대로 아이를 중환자실로 입원시키면 어떻게 될 것인지 잠시 생각해보았다. 그 즉시 다량의 항생제와 함께 스테로이드제를 쓰게 될 것이다. 어쩌면 감마 인터페론(면역물질 중 하나인 감마 인터페론을 주사하는 최신 치료법인데, 부작용이 크고 증상만을 호전시키는 스테로이드제와 달리 일시적으로 원인을 교정해준다. 그러나 치료비가 매우 비싸고, 면역 검사를 해서 적합한 사람만 받을 수 있으며, 재발을 막지 못한다는 것이 단점이다)을 권할지도 모른다.

언젠가 외국에서 전신에 스테로이드제를 바르고 붕대를 감은 채 무균실에서 지냈다는 아이의 이야기가 떠올랐다. 아침저녁으로 많은 수의 의료진에게 둘러싸인 채 무슨 이야기인지 모르는 대화를 들어야 했던 아이는 대인기피증을 얻었다고 했다. 나는 초기 경험이 중요하다고 알고 있는 정신 전문 간호사였다. 그래서 중환자실에서, 또는 무균실에서 엄마와 떨어진 채 지내야 하는 상황 자체가 아이에게 공포와 충격이 될 거라는 생각도 들었다.

색색거리며 기침을 해대는 아이를 안고 병원문을 나서면서 나도 모르게 눈물이 주르륵 흘러내렸다. '이 아이를 놓칠 수 있다고? 내가 어떻게 낳은 아이인데, 절대로 이 아일 놓칠 수 없어. 저 의사는 분명히 실수한 거야. 어떤 방법을 써서라도 난 이 아이, 건강하게 키울 거야. 그래서 저 의사한테 데려가서 보여줄 거야. 두고 봐.' 병원에서 돌아와 밤새 남편과 상의한 끝에 S의료

고름이 생길 때는 유근피

유근피는 느릅나무 껍질을 말한다. 유근피에는 강한 살균 소독 성분이 있어 예전부터 종기와 종창의 치료제로 쓰여 왔다. 유근피를 고름이 생긴 곳에 붙이면 고름을 말끔하게 빨아들인다. 한 가지 문제점은 시간이 지나면 살에 완전히 말라 붙어버려서 떼어내기 힘들다는 점. 완전히 마르기 전에 유근피를 떼어내는 것이 좋다. 고름의 양이 너무 많을 때는 사용하기 곤란하다. 사용하기 전에 유근피 끓인 물을 가제에 묻혀서 피부에 발라보고 이상이 없다면 사용한다.

감잎유제 만들기

승우의 몸에서 떨어지는 각질의 양은 어마어마했다. 조금 과장한다면 하루에 서너 컵 분량은 되는 것 같았다. 온 방에 허옇게 날리는 각질 때문에 틈나는 대로 걸레질을 해야 할 정도였다. 이때 효과를 본 것이 감잎유제였다. 각질이 일어나고 피부가 심하게 건조할 때 사용하면 좋다. 올리브유의 분량은 아이에게 발라본 뒤 가감하여 사용하는 것이 좋다. 한꺼번에 만들어두면 변하므로 그때그때 사용할 분량만큼만 만든다. 30cc 정도가 적당하다.

① 감잎차를 진하게 우려낸다. 내 경우에는 컵에 따뜻한 물을 담고 1.5순가락 정도의 감잎차를 넣어 15분 정도 우려냈다.

② 감잎차를 우린 물에 동량의 올리브오일을 섞는다.

③ 투약병에 넣고 크림처럼 서로 엉킬 때까지 흔들어준다.

④ 전신에 골고루 발라준다.

원 대신 자연건강법을 더 충실히 하는 것으로 의견 일치를 보았다. 집에 돌아온 뒤로는 풍욕과 냉온욕, 각탕을 해주었다. 그리고 모유수유 중이어서 나도 감잎차를 많이 먹었다. 아기한테도 감잎차를 조금씩 먹였다. 며칠이 지나자 드디어 기침 소리가 사라졌다. 그나마 고열이 나지 않았던 게 다행이었다.

드디어 자연건강법을 시작한 지 7개월 만에 진물이 멈추었다. 아직 남들 눈에는 생전 처음 보는 '심한 아토피'였지만 나는 뛸 듯이 기뻤다. 끝없이 흐를 것 같았던 진물이 멈춘 것이다. 하지만 그건 잠시의 기쁨으로 그쳤다. 이번에는 상처에 새살이 돋으면서 아이가 못 견디게 가려워했다. '산 너머 산'이라는 말이 딱 맞는 것 같다. 아토피는 높이

약한 발진이 생겼을 때는 죽염수로 톡톡!

죽염은 생협에서 구입해서 사용한다. 깨끗한 물에 죽염을 녹이는데, 이때 약간 짠맛이 느껴질 정도로 농도를 맞추면 된다. 잘 녹인 후 불순물을 가라앉히고 윗물만 살짝 따라내어서 사용한다. 죽염수는 가려운 곳이나 약한 발진이 생긴 곳에 사용하면 소독과 가려움을 진정시켜주는 효과가 있다. 가제에 묻혀서 톡톡 두드려주면 된다.

콧물 감기에도 죽염수

죽염수를 코에 넣어주면 잘 낫는다. 비염이 심해서 환절기에 약을 꼭 먹어야 되는 경우도 죽염수를 꾸준히 사용하면서 좋아지는 경우를 자주 보게 된다. 코흡입기에 넣어서 콧속에 뿌려주어도 좋고 면봉에 묻혀서 콧속을 닦아내는 방법도 괜찮다.

솟아 있는 한 개의 산봉우리가 아니라 크고 작은 산들이 모여서 있는 산맥과도 같았다.

아토피를 앓기 시작한 지 2년이 되어갈 무렵 승우는 또 한 번의 명현을 겪어야 했다. 많이 좋아졌다 싶었던 승우의 얼굴에 진물이 송송 맺히고 붉어지기 시작했다. 고열이 오르는 감기까지 겹쳤다. 고열로 인한 열성경기를 두 번이나 했다. 정말 끝이 없는 명현이 아닌가 싶어 자연건강법을 시작한 나 자신이 한없이 미웠다. 차라리 자연요법을 몰랐다면 이렇게까지는 힘들지 않았을 거라는 생각이 들면서 깊은 회의가 찾아왔다. 다들 아이를 쉽게 낳아 쉽게 키우고 있는 거 같은데 왜 나만 이렇게 고통 속에서 아이를 키워야 하는지 누군가에게 묻고 싶은 심정이었다. 정말 나를 끝없이 시험하고 인내하게 만드는 아토피에 두손 두발 다 들었다고, 이젠 항복하겠다고 소리치고 싶었다. 진물이 멈추면 이대로 끝날 거라고 생각했는데, 이렇게 또다시 명현이 찾아올 거라고는 생각하지 못했다. 간신히 아물었던 무릎 뒤가 또 갈라지고 긁어대고…. 이젠 지쳤다! 그러나 내 속에는 건강에 대한, 건강한 삶에 대한 열망이 있었다. 그래서 나는 다시 일어서야 했다. 내 아이의 건강한 삶을 위해서….

몇 차례의 명현을 겪은 뒤에는 이젠 다 나았구나 생각했다. 그러나 좋아졌다 나빠지기를 반복하는 명현이 끈질기게 찾아왔다. 첫해에는 여름에 상태가 나빴는데, 그 다음에는 환절기에 나빠지고, 그 다음해에는 겨울에 아토피가 재발하곤 했다. 사계절을 빠뜨리지 않고 고루 나빠졌다가 나은 셈이다. 다른 데서는 다 진물이 나와도 겨드랑이에서만큼은 진물이 나온 적 없다고 생각하고 있었는데 마침내 그곳에서도 진물이 나왔다. 다른 피부병은 다 앓았어도 물사마귀는 생기지 않았는데, 결국 그것마저도 빠뜨리지 않고 찾아왔다.

'그래, 어디 한 곳, 무엇 하나 빼놓을 수 있겠냐! 빼먹지 말고 골고루 다 해라. 그리고 다시 건강해져라.' 그러나 명현을 겪을 때마다 아이의 피부는 이전보다 더 탄력 있고 깨끗하게 변했다. 3년간이나 아이

기침 심할 때는 콩나물 시럽

콩나물 한 봉지를 조청에 재웠다가 숨이 죽으면 따라내어 먹인다. 5세 아이 기준으로 소주잔 1.5잔 정도 따라서 하루 세 번 먹인다.

아토피가 있으면 임파선도 잘 붓는다

아토피가 있는 아이들은 면역력이 약해서 임파선도 잘 붓는다. 임파선은 몸속에 염증이 있다는 증거. 임파선 그 자체를 치료하는 방법은 없다. 아토피가 좋아지면 저절로 사라진다. 승우의 경우 임파선이 없어지는 데 20개월이나 걸렸다.

의 아토피를 겪다보니 그 즈음에는 피식 웃을 만큼 여유가 생겼다. 다른 피부병은 요즘도 간혹 냉온욕을 할 때 두드러기가 올라오기도 하지만 그동안 다진 체력 탓인지 금세 다시 들어가곤 한다. 이제 승우는 몸을 잘 긁지도 않지만 가끔 긁어도 흔적 없이 말끔하다.

이런 우여곡절을 다 겪고 나서 내린 결론은 아토피 아이의 경우 풍욕과 냉온욕, 건강한 생활습관을 최소한 3년간 해주어야 한다는 것이다. 말이 3년이지, 요즘은 강산이 변하는 시간쯤 되지 않을까 싶다. 그 기간 동안 아이를 자연요법으로 키운다는 것은 결코 쉬운 일은 아니다. 하지만 3년을 투자하여 우리 승우가 80년, 아니 그 이상의 세월을 건강하게 살아갈 수 있다면, 부모로서 충분히 투자할 만한 가치가 있는 시간이 아닐까? 게다가 특별히 돈이 드는 것도 아니고, 아이뿐만 아니라 부모 자신까지 건강해지니 말이다.

자연건강법을 처음 시작할 때는 그토록 어렵더니, 3년이 지난 지금은 일상이 되어 다른 사람들처럼 몸에 나쁜 음식과 생활습관을 따라하려고 해도 몸이 따라주질 않는다. 지금은 남편과 마주앉아 우리가 예전에는 어떻게 그렇게 살았을까 이야기를 할 정도다. 3년, 짧은 시간이 아니지만 아이의 긴 인생을 생각한다면 못할 것도 없다. 부모 노릇, 아이의 평생 건강을 챙겨주는 것 이상이 있겠는가.

짧지만 행복했던 강원도 피난기

남들 눈에는 내가 참으로 독하고 모진 엄마로 보였을 것이다. 체격도 작고, 몸도 허약하고, 눈물도 많은 내게서 어떻게 그런 독하디 독한 오기가 생겼는지 나도 모를 일이다. 아마 엄마니까, 내가 그토록 사랑하는 아이를 지키려다 보니까 그렇게 된 것 같다. 하지만 그런 나도 쉴 새 없이 찾아오는 명현기에는 도저히 지치지 않을 수가 없었다.

생후 6개월쯤 되었을 때 그래도 조금 나은 듯하던 아이의 상태가 확 나빠졌다. 아이가 잠을 안 자고 울어대니 아이는 물론이고 나 자신을 추스를 기력조차 없었다. 공기 좋은 곳에 아이를 데리고 가서 잠시만이라도 쉬고 싶었다. 한적한 절에 가서 있어볼까 싶어 그곳도 알아봤지만 마땅치가 않았다. 그러던 중 강원도에 사는 친구에게 전화가 왔다. 아이 때문에 힘들다는 이야기와 공기 좋은 곳에서 며칠만이라도 쉬고 싶다는 푸념을 하니 자기 집으로 오라는 것이었다. 결혼 전부터 친하게 지내오던 친구였는데, 군인 가족이라 강원도 최전방에 살고 있었다. 아무리 가까워도 아이 데리고 며칠씩 집에서 함께 지낸다는 것이 쉬운 일은 아닐 터였다. 하지만 당시 내 상황은 체면과 염치를 따질 형편이 아니었다. 몸과 마음이 극도로 지쳐 있어서 어딘가 쉴 곳이 간절하게 필요했다. 그래서 오라는 말 한마디에 바로 짐을 싸서 강원도로 떠났던 것이다.

승우와 함께 강원도로 떠나던 날을 지금도 잊지 못한다. 승우가 생후 6개월 무렵이었던 2002년 3월 23일, 가야할지 말아야할지를 그때까지 고민하면서 무거운 마음으로 차에 올랐다. 강원도 인제에서도 한참을 더 들어가야 하는 양구까지 가는 내내 울었다. 하늘은 오랜만에 구름 한점 없이 화창했다. 가족끼리 소풍을 떠나기에 딱 좋은 날씨였지만 나는 아픈 아이를 데리고 피신처로 떠나는 신세였다. 강원도로 향하는 차 속에는 무거운 침묵이 흘렀고 나는 귀양살이 하러 떠나는 사람처럼 서울 쪽을 몇 번이나 뒤돌아보며 눈물을 흘렸는지 모른다.

어정쩡하게 차에서 내리는 우리 부부를 보고 친구 가족이 뛰어나와 반겼다. 아기가 온다는 이야기를 들은 친구의 아들 녀석이 아기를 보러 뛰어왔다가 승우의 얼굴을 보고 깜짝 놀라 다시 제 엄마에게로 뛰어갔다. 친구 부부는 승우의 얼굴을 보자마자 그동안의 내 고통과 심정을 이해한 듯 내 손을 꼭 붙들고 한마디 했다. "너, 애 많이 썼다." 친구의 말 한마디에 간신히 추스른 마음이 또 무너져 내렸다. 친구를 붙들고 엉엉 울고 말았다. 다른 것 신경 쓰지 말고 편하게 쉬었다 가라고 하는 친구의 말이 마치 구세주의 말씀처럼 들릴 지경이었다.

아이를 돌보면서 가장 행복했던 때가 바로 강원도에서 지낼 때였던 것 같다. 서울에서는 하루 열한 번의 풍욕과 한 번의 냉온욕을 하느라 밥 먹을 시간도 없었다. 무식할 정도로 자연건강법에 매달려 살았다. 강원도에서는 하루 여섯 번의 풍욕과 두 번의 냉온욕을 했다. 풍욕의 횟수를 줄이니 내게도 쉴 시간이 생겼다. 게다가 따뜻한 세 끼 밥을 챙겨주는 친구가 곁에 있으니 이보다 더 행복할 수는 없었다. 자연건강법을 더 열심히 한 것도 아니고, 오히려 풍욕의 횟수를 줄였지만 승우의 피부는 하루가 다르게 좋아졌다. '여기가 천국이구나' 하는 생각이 드는 것도 당연하지 않겠는가. 친구의 남편이 유격 훈련 때문에 출장을 갔다 와서 한 첫 마디가 "승우는 어때?"였다. 친구 부부는 그 정도로 승우와 내게 마음을 써주었다. 그리고 승우가 좋아지는 걸 보고 뿌

듯해하고 함께 기뻐해주었다.

강원도에서 지낸 한 달 사이, 그곳에서도 승우는 유명한 아이가 되어 있었다. 처음에는 워낙 아토피가 심해서 눈에 띄는 아이였는데, 그 이후에는 신기할 정도로 금세 얼굴이 좋아지니 그게 화제였다. "아기 얼굴이 말이 아니더니, 좋아졌네요. 정말 신기하네. 이렇게 좋아지는 걸 보니 강원도 공기가 좋긴 좋은가 보네. 우리는 살면서도 잘 모르는데…." 이런 이야기를 인사말처럼 듣고 다녔다. 아토피 모임의 엄마들이 이 소식을 듣고는 다들 강원도에 가고 싶다고 노래를 불렀을 정도였다.

강원도에서의 휴식은 내게 체력은 물론 마음을 재충전할 수 있었던 소중한 시간이었다. 힘들고 지쳐서 아이한테 소홀하게 되고, 심지어 아픈 아이에게 짜증을 내고, 그런 다음에는 죄책감에 시달려야 하는 지옥 같던 나날에서 나를 건져 올릴 수 있었다. 아이도 아이였지만 무엇보다 나 자신에게 휴식이 간절히 필요했다는 생각이 든다. 강원도 오지의 맑은 공기는 내게 환경에 관한 소중함을 일깨워주었다. 이렇게 오염되지 않은 공기가 그래도 조금쯤 남아 있다는 사실이 고맙고, 자연에 순응하며 사는 삶이 얼마나 중요한지도 새삼 깨달았다. 환경을 해치고 있었던 내 생활에 대한 반성, 그리고 나무 한 그루, 풀 한 포기의 소중함도 느낄 수 있었다. 아토피는 물론이고 희귀병이 자꾸 많아지는 요즘, 현대인들이 생활의 편안함을 추구하면서 먹고 입고 자는 일에 너무 소홀히 하기 때문은 아닐까 싶다. 집과 사무실, 거리…. 온통 시멘트와 콘크리트에 둘러싸인 채 갇혀 지내는 대신 다시 땅을 밟

감기에 좋은 겨자 찜질

겨자 찜질은 열을 떨어뜨리고 염증을 잡는 데 효과가 있으며 통증도 완화시켜 준다. 겨자를 피부에 붙이면 겨자의 열 때문에 세균이 몰려드는데, 먹이가 없어서 결국 굶어죽게 된다는 것이다. 겨자 찜질을 할 때 주의할 점은 한 자리에 20분 이상 그대로 붙여두면 화상을 입을 수 있다는 점이다. 시간을 넘기지 않도록 찜질을 하는 동안 아이 곁을 떠나지 않는 것이 좋다. 하루에 1,2회만 하도록 한다.

돌 지난 아이라면 겨자 찜질

① 겨자가루와 감자가루(또는 우리밀가루)를 3:7의 비율로 섞어 약 55℃의 따끈한 물로 반죽한다. 이렇게 하면 끈적끈적한 상태가 된다.

② 준비한 가제수건에 찜질 부위를 덮을 정도의 크기만큼 반죽을 떠서 올리고 반죽 위에 비닐을 덮어 두께가 약 3mm 정도가 되도록 납작하게 만든다.

③ 가제수건이 피부에 닿도록 붙인 다음 2~3분 후에 피부가 붉게 변하는지 들춰서 확인해 본다. 피부가 붉게 변할 때까지 충분히 기다리고, 피부가 붉게 변하면 바로 떼어낸다. 5분 안에 붉게 변하면 비교적 증상이 가벼운 것으로 볼 수 있고, 반대로 20분이 지나도 변하지 않으면 중증이라고 보면 된다. 20분이 되어도 피부가 붉게 변하지 않으면 일단 중지하고, 피부에 마그밀액을 바른 뒤 40~50분 후에 다시 찜질을 해본다. 피부가 붉게 변할 때까지 반복한다.

돌 전 아기라면 겨자 습포나 겨자 목욕

겨자가 독하기 때문에 어린 아기들에게는 겨자를 희석해서 사용한다. 39℃ 정도의 따뜻한 물에 2% 겨자액(물 100ml에 겨자 2g 정도를 푼다)을 만들어 가제수건을 적신 다음 등과 가슴에 대준다. 피부가 붉어질 때까지 해주어야 효과가 있다. 겨자 습포 역시 한 자리에 20분 이상 대주지 않는다. 내 경우에는 겨자 습포보다 냉온욕할 때 따뜻한 물에 겨자를 푸는 방법을 쓴다. 습포보다 덜 번거롭고 아이도 힘들어하지 않아서 좋았다.

고 깨끗한 먹을거리를 먹을 수 있다면 병에서 자유로워지지 않을까 생각해본다.

강원도에서 집으로 돌아온 뒤에는 풍욕도 풍욕이지만 공기 좋은 곳을 찾기 위해 애쓰곤 했다. 하다못해 뒷산 소나무 밑에라도 앉아 있으려고 했고 아토피에 좋다는 침엽수림이 많은 삼림욕장을 찾아 다녔다. 나무 몇 그루만 있어도 공기가 상쾌하다 싶으면 옷을 벗기고 풍욕을 했다. 사람들이 지나가면서 '엄마가 애 옷도 안 입히고 뭐 하는 거야' 하는 시선으로 쳐다보았고 간혹 할머니나 할아버지는 젊은 사람의 바보짓을 그냥 보기 어렵다는 듯 내게 다가와서 한참을 나무라기도 하셨다. 마치 죄 짓다 들킨 사람들처럼 당황스러운 경험이었다. 결국 아무리 공기 좋은 곳에서 풍욕하는 것이 좋아도 삼림욕장에서의 풍욕은 자제하기로 했다.

삼림욕장에 가서 풍욕을 하고 싶으면 인적이 드문 산 속으로 들어가서 했고, 아주 한겨울만 아니면 계곡에서 냉수마찰을 해주었다. 아이가 힘들어하면 안 시켰겠지만 승우는 어릴 적부터 냉온욕과 풍욕으로 단련되어서인지 신나게 물장난을 치며 놀았고 그렇게 한 날이면 좀 더 편안하게 잠을 자곤 했다.

풍욕, 욕심 내지 말고 아이에게 맞춰서 하자

풍욕은 자연건강법의 꽃이라고 할 수 있다. 인위적으로 몸을 덥혔다 식히기를 반복하면서 모공을 통해 산소를 들이마시고 독소를 내보내는 자연건강법이 바로 풍욕이다. 신경계와 순환계를 자극하여 전체적으로 신진대사를 활발하게 해준다. 몸의 독소를 내보내는 정화작용과 함께 피부를 비롯한 신체의 모든 장기를 단련시켜주기 때문에 특히 아토피 아이들에게는 필수적인 요법이라고 할 수 있다.

풍욕을 시키면 앞서 말한 것처럼 명현이 찾아오기도 한다. 지금까지 4년 동안 자연건강법을 하며 많은 사람들을 만났는데, 다들 하는 이야기가 풍욕을 시작하고 얼마 안 있어 피부가 약간 거칠어지고 감기를 꼭 앓는다는 것이다. 하지만 명현기가 지난 후에는 감기나 두드러기가 생긴 초기에 풍욕을 시키면 오히려 금세 좋아지곤 한다. 승우는

풍욕 테이프 만들기

풍욕 테이프는 수수팥떡에서 구할 수 있다. 직접 녹음해서 만들 수도 있는데, 초시계와 빈 오디오테이프를 준비한 뒤 엄마의 목소리로 "승우야 이불 덮자" "승우야 이불 벗자"라는 식으로 녹음하면 된다. 좀더 솜씨 있는 엄마라면 중간 중간 아이가 좋아하는 동요나 만화 주제가 등을 넣어서 만들면 아이가 더 즐거워할 것이다.

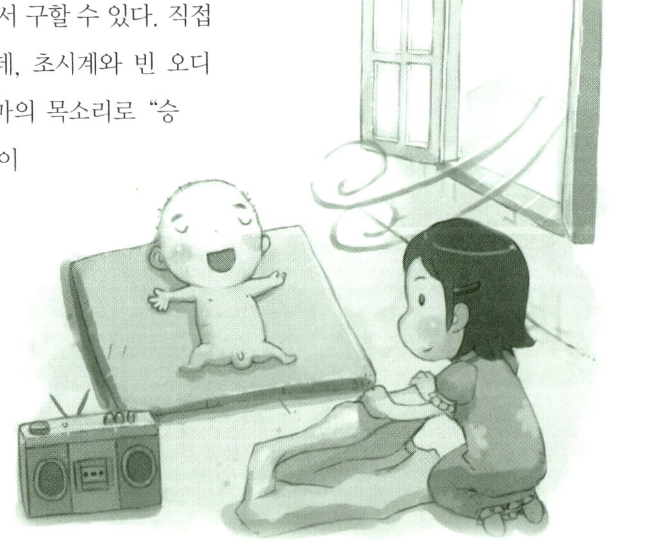

아예 자기 몸이 이상한 것 같으면 내게 "엄마, 나 풍욕해야 되겠어"라고 한다. 언젠가 한번은 너무 피곤해서 "승우야, 오늘은 그냥 쉬자"고 했더니 "안돼, 꼭 해야 돼"라고 우기는 것이다. 이렇게 한참 실랑이를 하다가 결국 풍욕을 두 번 정도 해주고는 재웠다. 그랬더니 다음날 승우가 열이 나는 게 아닌가. 순간 아차 하는 생각이 들었다. 아이가 꼭 해야 한다고 고집을 부린 데는 그만한 이유가 있었던 것이었다. 그래서 풍욕을 네 번 정도 시키니 열이 떨어졌다. 아토피가 깨끗해진 요즘은 풍욕을 며칠에 한 번꼴로 시키고 있는데, 가끔 승우는 이렇게 내게 풍욕을 해달라고 한다.

풍욕을 할 때는 완전히 옷을 벗기고 수건이나 이불(여름에는 수건, 겨울에는 면으로 된 두꺼운 이불이나 담요를 사용한다)을 준비하고 덮었다 벗기기를 반복한다. 이불을 벗고 쓰는 시간을 잘 지켜야 하기 때문에 보통은 '풍욕 테이프'를 이용한다. 테이프에서 "자 이불을 덮으세요" "이불을 걷으세요"라고 알려주기 때문에 편리하다. 아이에게 풍욕을 시키기 전에 꼭 해야 할 일이 있다. 엄마 자신이 먼저 풍욕을 해보라는 것이다. 풍욕이 어떤 것인지, 얼마나 힘든지 직접 겪어보지 않고 아이에게만 시키면 자신도 모르는 사이에 아이에게 무리하게 풍욕을 시키는 일도 생긴다. 내 경우에도 그랬다.

자연건강법을 시작한 초기에는 하루 한 끼만 먹으면서 하루에 풍욕을 열한 번이나 시켰다. 보통 어른도 풍욕을 두 번 넘게 연달아 하지 말라고 한다. 그런데 그 시절 나는 아이에게 중간 중간 10분의 휴식시간만 주고는 연거푸 다섯 번이나 시켰다. 하루에 여섯 번은 해야 효과가 있다고 해서 하루도 거르지 않고 횟수를 채우려고 애썼고 나중에는 풍욕을 하루에 여덟 번에서 열한 번까지 하기도 했다. 더 많이 하면 더 빨리 낫지 않을까 하는 엄마의 어리석은 욕심 탓이었다. 잘 웃던 아이에게서 웃음이 사라졌다. 결국 아이와 나 모두 기진맥진했고 급기야 내가 쓰러지는 사태까지 생겼다. 그제야 무언가 잘못 되어가고 있다는 생각이 들었고 우선 풍욕의 횟수를 하루 여섯 번으로 줄였다.

사실 부끄러워서 남들에게는 잘 이야기하지 않는 에피소드이다. 만약 남이 했다고 하면 나 역시도 '그 엄마, 진짜 모질고 독하다'고 했을 일이다. 나중에서야 아이와 함께 옷을 벗고 풍욕을 해보니 얼마나 아이가 힘들었을지 짐작할 수 있었다. 풍욕을 한 번 하고나면 50m를 전력 질주한 것과 비슷한 정도의 체력이 소모된다고 한다. 그래서 한 번만 해도 아이는 녹초가 될 수 있다. 지금 와서 드는 생각이지만 아이와 처음 풍욕을 하는 거라면 하루 한두 번만 하는 것이 좋을 것 같다. 횟수에 연연해서 몸과 마음이 지쳐서 스트레스를 받게 된다면 득보다 실이 클 수도 있다. 아이와 엄마가 행복하고 즐겁게 할 수 있는 선에서 횟수를 조절하고, 점차 여섯 번까지 늘려나가는 편이 편안할 것이다.

나도 그 이후에는 풍욕을 의무감이나 욕심이 아니라 '기왕 하는 것 아이와 좀더 재미있고 신나게 해보리라' 마음먹게 되었다. 풍욕하는 시간을 아이와 대화하고 아이를 이해하는 시간으로 만든다면 아이와의 관계도 더 좋아지리라는 생각도 들었다.

하지만 이렇게 말 하기는 쉬워도 막상 실천하기는 쉽지 않다. 해야 할 집안일도 많고 이것저것 쫓기듯 해치워야 할 약속과 일이 항상 마

풍욕하는 법

따뜻한 방 안에서 옷을 완전히 벗은 채 이불을 덮고 준비한다. 이때 방문이나 창문은 열어둔다. 이불을 벗긴 동안에는 아기의 몸을 마사지해주고 이리저리 몸을 움직여주어야 효과적이다. 이 과정을 열한 번 반복해야 풍욕 1회이며 한 번 하고난 후에는 반드시 30분 이상 충분히 쉬게 해주어야 한다. 풍욕이 끝난 후에는 물과 죽염, 감잎차 등을 먹여야 한다. 더 자세한 방법과 주의사항 등은 수수팥떡 사이트(www.asamo.or.kr)를 참고한다.

· 풍욕 첫번째–이불을 벗기고 20초–이불을 덮고 1분
· 풍욕 두번째–이불을 벗기고 30초–이불을 덮고 1분
· 풍욕 세번째–이불을 벗기고 40초–이불을 덮고 1분
· 풍욕 네번째–이불을 벗기고 50초–이불을 덮고 1분
· 풍욕 다섯번째–이불을 벗기고 60초–이불을 덮고 1분
· 풍욕 여섯번째–이불을 벗기고 70초–이불을 덮고 1분
· 풍욕 일곱번째–이불을 벗기고 80초–이불을 덮고 1분
· 풍욕 여덟번째–이불을 벗기고 90초–이불을 덮고 1분
· 풍욕 아홉번째–이불을 벗기고 100초–이불을 덮고 1분
· 풍욕 열번째–이불을 벗기고 110초–이불을 덮고 1분
· 풍욕 열한번째–이불을 벗기고 120초–이불을 덮고 쉰다.

음을 무겁게 하기 때문이다. 나 역시도 아무리 열심히 몸을 움직여도 해야 할 일은 여전히 산더미처럼 남아 있곤 했다. 열심히 해도 티 안 나고, 안 하면 금세 티가 나서 손을 대야 하는 것이 집안일이다. 그래서 집안일은 줄일 수 있는 만큼 줄였고 주말에는 남편의 도움을 받곤 했다. 그렇게 해서 엄마의 일을 덜어야 풍욕을 하면서 아이와 홀가분

하고 즐거운 시간을 보낼 수 있기 때문이다.

아이가 커서 저 혼자 풍욕을 할 수 있는 나이가 되더라도 늘 엄마가 함께 했으면 좋겠다. 아이가 조금만 크면 자신은 바쁘다는 핑계로 풍욕 테이프를 틀어놓고 아이 혼자 하게 하는 엄마들도 있다고 하는데, 풍욕은 엄마 건강에도 도움이 되니까 '시킨다'고 생각하지 말고 늘 아이 곁에 있어주는 건 어떨까 싶다. 성인 아토피안도 혼자 하는 자연건강법은 너무나 외롭고 힘들다고 이야기한다. 마지막 풍욕을 할 때는 울면서 한다는 이야기를 들을 때는 나까지 가슴이 아파서 혼났다.

오늘도 승우는 풍욕 테이프를 들으며 풍욕을 한다. 그러고는 "이불을 덮으세요"라는 음성이 나올 때마다 "아저씨 벗었어요" "아줌마 덮었어요"라고 대꾸한다. 풍욕이 다 끝나면 "아줌마 아저씨, 고맙습니다"라고 인사도 한다. 승우에게는 풍욕이 괴롭지 않은, 아니 오히려 즐거운 시간이기 때문이다. 다른 아토피 아이들도 좀더 즐겁게 풍욕을 할 수 있기를 간절히 바란다.

돌 전 아기와 즐겁게 풍욕하려면 : 풍욕을 하면서 이불을 벗고 있을 때는 아이의 몸을 이리저리 움직여주고 마사지를 해주는 것이 좋다. 하지만 그것도 한두 번이지, 아이가 싫어하거나 엄마가 지루해질 때는 놀이처럼 아이와 즐겁게 할 수 있는 활동이 필요한 것 같다. 나체로 있을 때는 아이의 신체를 쭉쭉 펴주면서 신체 부위를 이야기 해준다. 사실 이 쭉쭉 펴주기는 옛날 어른들도 많이 해주었는데 아이를 바닥에 뉘어서 자극을 많이 해줄 수 있는 운동이기도 하다. 내가 승우와 자주

신체 이름 알려주기 : 목욕할 때마다 몸 이곳저곳을 만져주며 이름을 알려주었더니 나중에 신체 이름만큼은 다른 아이들보다 빨리 말하기 시작했다. 온몸을 골고루 만져주는데다 운율을 넣어 반복해서 말해주니 아이도 참 재미있어 했다. 엄마가 원하는 말로 바꿔서 이야기해주어도 좋다.

총명하고 똑똑한 머리 머리 머리/넓은 이마 이마 이마/짙은 눈썹 눈썹 눈썹/좋은 것을 볼 줄 아는 눈 눈 눈/냄새를 맡을 수 있는 오뚝한 코 코 코/얌얌 음식을 맛있게 먹는 입 입 입/예쁘고 통통한 볼 볼 볼/좋은 소리를 들을 수 있는 귀 귀 귀/물건을 들어올리는 팔 팔 팔/걸어 다니게 해주는 튼튼한 다리 다리 다리

가사 바꿔 노래 불러주기 : 아이가 좋아하는 동요에 가사를 바꿔서 노래를 불러주곤 했다. 엄마, 아빠, 이모, 고모 등 촌수나 호칭을 넣어서 불러주니 나중에 이것 역시 빨리 익혔다. '승우야, 엄만 승우 사랑해/승우야 아빤 승우 사랑해/사랑해 사랑해 사랑해~/엄마 아빠는 승우 사랑해' 라고 불러주고 엄마 아빠라는 말 대신 고모, 이모, 삼촌, 할머니를 넣어서 불러주기도 했다. '다같이 돌자 동네 한바퀴' 나 '산골짝의 다람쥐' '코끼리 아저씨' 같은 동요에 맞춰 불러주어도 된다.

했던 놀이는 '신체 이름 알려주기' 였다.

　처음엔 머리를 쓰다듬어 주면서 '총명하고 똑똑한 머리, 머리, 머리' 이마를 만져주며 '넓은 이마, 이마, 이마' 하는 식으로 몸의 기능과 이름을 알려주곤 했다.

걷는 아기와 하는 풍욕 놀이

이불을 덮지 않으려고 할 때 좋은 놀이

- 이불 속 보물찾기 : 이불 속에 물건이나 장난감을 숨겨두고 아이가 들어가서 찾게 한다. 이때 물건을 찾은 뒤 이불 밖으로 곧장 나오면 반칙이라는 규칙을 만들어 놀곤 했다.
- 이불 천막 만들기 : 엄마가 이불 속에 들어가 팔다리를 들어올리고 "여기는 이불 천막이 에요. 빨리 들어오지 않으면 문이 닫힙니다"라고 해서 아이를 들어오게 만든다.
- 이불 김밥 만들기 : 아이를 이불에 돌돌 말아서 "김밥이요, 김밥! 승우 김밥입니다. 누구 천 원에 사실 분 안 계세요?" 이러면서 방바닥을 데굴데굴 굴려준다.
- 거북이 놀이 : 이불을 뒤집어 쓴 채 방바닥을 기어간다. "승우 거북이가 기어갑니다. 어서 어서 비켜주세요"라고 흥을 돋운다.

이 방법 외에도 엄마가 두툼한 원피스나 코트를 입고 아이를 그 속에 들어오게 하는 방법도 있다.

이불을 벗었을 때 하는 놀이

- 숨바꼭질 : '눈은 어디 있나, 요기' 라는 동요에 맞춰 노래를 부르며 숨바꼭질을 한다. "승우는 어디 있나, 요기!" "엄마는 어디 있나, 요기!" 하면서 뛰어다니며 서로 붙든다.
- 얼음땡 놀이 : 서로 붙잡으려고 뛰어다니다가 '얼음' 하고 외치며 가만히 멈춰 선다. 둘만 할 경우에는 '땡' 을 해줄 사람이 없으니 알아서 다시 도망치기로 한다.

돌 이후부터 6세 전후까지 즐겁게 풍욕하려면 : 아이가 걷기 시작하면 이전에 비해 풍욕을 시키기가 어려워진다. 아무리 추워도 이불 밖으로 나가기 때문에 자꾸 붙들어 이불을 덮어주는 것이 곤욕스럽다. 이럴 때는 숨바꼭질이나 까꿍놀이가 안성맞춤이다. 아이를 이불 속에 숨게 한 뒤 엄마가 밖에서 이불을 더듬으며 아이를 찾는 것이다. "우리 승우는 어디 있나? 어, 이 다리는 누구 다리지?” 하면서 이불 속에 있게 만든다. 이불을 벗었을 때는 서로 붙잡기 놀이를 하거나 숨바꼭질 놀이를 해서 아이를 움직이게 만들어준다. 이때부터는 풍욕을 엄마와 신나게 노는 시간으로 생각할 수 있게 해줘야 한다. 너무 춥거나 지루해서 풍욕이 싫어진다면 이후에는 풍욕 테이프를 틀기만 해도 우는 사태가 발생할 수 있다. 이러면 엄마가 너무 힘들어서 하루에 한 번 풍욕시키기도 어렵다. 처음이라면 풍욕 테이프를 처음부터 끝까지 따라하겠다는 욕심을 내기보다 옷을 벗기고 몇 분간 아이와 신나게 놀겠다는 마음으로 시작하는 것이 좋다. 가능하다면 형제나 또래 친구와 함께 시키고 칭찬을 많이 해주면 거부감을 줄일 수 있다.

일곱 살 이상 된 어린이와 즐겁게 풍욕하려면 : 아기 때부터 풍욕을 했다면 이즈음부터 혼자서도 풍욕을 할 수 있게 된다. 저녁에 잠들기 전에 한두 번 풍욕을 하면 숙면할 수 있어서 좋다. 만약 이 시기에 처음 풍욕을 하게 된다면 왜 풍욕을 해야 하는지 충분히 설명해주는 것이 필요하다. 옷을 벗고 있는 것을 싫어할 수도 있으므로 아이가 편안함을 느낄 수 있도록 환경을 만들어주어야 한다. 실내를 어둡게 하고 다른 사람들이 들어오지 않도록 해주는 것도 좋다. 정 싫어한다면 팬티만 입게 할 수도 있다. 요즘은 일곱 살쯤 되면 어린이집이나 유치원, 학원에 다니거나 학습지 같은 걸 하고 있어서 나름의 스트레스를 받게 된다. 그러니 풍욕을 하는 동안 다른 것을 시키지 말고 그냥 쉬게 하는 것도 좋을 것 같다. 하지만 아이가 엄마와 떨어지기 싫어하면 엄마가

같이 하는 것이 좋다. 아이한테 좋아하는 책을 읽어주는 것도 괜찮다
(엄마가 피곤한 상태라 억지로 해야 하는 '일'이라면 하지 않는 편이 낫다).
적어도 풍욕하는 23분 동안이라도 아이에게 이것저것 시키거나 잔소
리를 하지 않았으면 한다. 그래야 풍욕의 효과도 높아지고 아이도 풍
욕에 대해 거부감을 갖지 않게 된다.

해보면 안다! 냉온욕의 놀라운 힘

냉온욕의 효과는 참 대단하다. 승우가 무언가 잘못 먹고 가려워 할
때 냉온욕을 하면 가려움이 싹 가시곤 한다. 나 역시 승우 덕분에 냉온
욕을 시작했고, 냉온욕 예찬론자가 되고 말았다. 냉온욕을 하고 나면
몸이 가벼워지는 느낌이 든다. 그 느낌을 알기 때문에 자꾸 냉온욕에
욕심을 내게 되는 것 같다. 냉온욕이란 41~43℃의 더운물과 15~18℃
의 찬물을 번갈아 들어가는 것으로 제대로 하자면 찬물과 더운물을 각
각 12회, 11회씩 오가는 '11온 12냉'을 해야 하지만 아기들은 1온 2냉
부터 시작해서 서서히 횟수를 늘려나간다. 풍욕보다 훨씬 체력소모가
커서 처음에는 어른인 나도 3온 4냉에서 머리가 핑 도는 현기증을 느
꼈다. 11온 12냉을 하는 경우에는 100m를 전력 질주한 것과 같은 에
너지가 소비된다고 한다. 따라서 냉온욕은 어른도 하루 한 번만 하는
것이 원칙이다.

승우는 신생아 때부터 냉온욕을 시작했는데, 처음에는 40℃의 온
탕과 그보다 약간 미지근한 30℃의 냉탕을 준비한 다음 따뜻한 물에

먼저 1분간 담갔다가 냉탕에서 가볍게 헹구었다. 처음에는 이 정도로 가볍게 시작해야 별 무리 없이 할 수 있다. 이 방법으로 한 달간 계속한 뒤 그 다음에는 냉탕과 온탕의 온도를 각각 1℃씩 내리고 올렸다. 당시 우리가 살던 집은 목욕탕에 외풍이 심해서 아이가 냉탕에 들어가는 것을 힘들어하면 온탕에서 그냥 밖에 내놓아 공기욕을 시키기도 했다. 특히 냉탕의 온도는 1℃만 내려도 체감 온도에서는 차이가 많이 나는 것 같다. 따라서 급격하게 온도를 내려서는 안 되며 아이가 힘들어하지 않도록 서서히 조절해나가는 것이 중요하다. 요즘 우리 승우가 가장 좋아하는 냉온탕의 온도는 17~18℃와 44℃일 때다.

하지만 냉온욕을 시작할 무렵에는 욕심 때문에 아이를 힘들게 한 적도 많았다. 사실 냉온욕을 하면서 잊고 싶은 실수도 많이 저질렀다. 다른 엄마들이 나처럼 시행착오를 겪지 말았으면 하는 바람에서, 그리고 무엇보다 말 못하는 아기들이 엄마 때문에 힘들어하는 일이 없었으면 하는 바람에서, 부끄럽지만 내가 겪은 냉온욕의 시행착오를 이야기하려 한다. 나중에 우리 승우가 커서 이 책을 본다면 '정말 무서운 엄마'라고 원망하게 될지도 모르겠다.

어느 날 냉온욕을 하는데, 아이가 심하게 울었다. 2,3일 전부터 냉온욕할 때 자꾸 보채더니 그 날 따라 유독 심하게 우는 것이었다. 그동안은 아기가 울어도 냉온욕이 좀 힘든가 보다 하고 대수롭지 않게 생각했는데, 그 날은 원인을 찾아야겠다는 생각이 들었다. 혹시나 하는 생각에 온도계를 찾아다가 온탕의 온도를 재보았다. 맙소사! 온탕의 온도가 52℃였다. 이 온도라면 아이가 울지 않는 것이 비정상일 터였다. 우리가 흔히 목욕탕에서 '열탕' 이라고 부르는 뜨거운 탕의 온도가 40~44℃ 정도인데, 52℃면 어른도 뜨거워서 들어가지 못하는 온도이다. 눈물이 핑 돌았다. 말할 줄 모른다고 그냥 내 멋대로 아기를 욕심껏 뜨거운 물에 담근 나 자신이 원망스럽고, 승우에게 한없이 미안했다. 전후 사정을 설명하지 않고 '아기를 52℃의 뜨거운 물에 담근 엄마' 라고 하면 틀림없는 아동학대가 될 터였다.

냉온욕 초기에 43℃의 물에 손을 담가보니 너무 뜨거워서 손을 빼고 싶을 정도였다. 서서히 그 뜨거움에 익숙해질 즈음에 온도계를 깨뜨리고 말았다. 그 다음부터는 처음 손으로 느꼈던 온도를 기준으로 감으로만 물의 온도를 맞추었던 것이다. 하지만 그 일이 있은 뒤로는 냉온욕할 때 반드시 탕온계를 사용하고 있으며, 자연건강법에서 권장하는 온도를 딱 지키기보다는 아이가 힘들어하지 않도록 냉탕의 온도는 조금 높이고 온탕의 온도는 조금 낮추게 되었다. 또한 집에서 아이만 시키기보다는 목욕탕에 데려가서 함께 냉온욕을 하려고 노력했다.

목욕탕에서 냉온욕하기

승우는 지금도 목욕탕에서의 냉온욕을 참 좋아한다. 태어나면서부터 냉온욕을 해서인지 웬만한 찬물이나 더운물에는 끄떡없다. 심지어 강원도의 그 차갑고 시린 계곡물에서도 냉수마찰을 한 아이인데…. 우리 동네 목욕탕은 냉탕이 어찌나 차가운지 어른인 내가 들어가도 소스라치게 놀랄 정도인데, 승우는 아랑곳 하지 않고 물장난을 한다. 아이

가 냉탕에서 잘
노니까 괜찮겠거
니 하고 따라 들
어갔던 어른들이
깜짝 놀라서 몸서
리를 치고 나올
정도니 어른들이

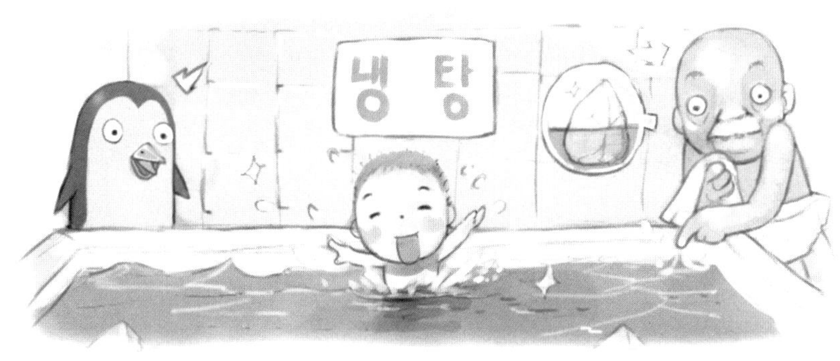

혀를 내두를 수밖에. 그러면 승우는 여유 있는 웃음을 보이며 "엄마, 저 아주머니 대단하시다"고 이야기한다. "난 네가 더 대단해 보인다. 어떻게 이렇게 차가운 물에 들어가서 노니?" 그 아주머니의 말씀에 다시 웃는 승우. 다른 사람들이 희한한 일만 모아서 방송한다는 '세상에 이런 일이'라는 TV 프로그램에 내보내야 한다고 난리다. 요즘은 승우도 제법 커서 남편이 데리고 가서 냉온욕을 하는데, 그곳에서도 냉탕만큼은 확실하게 '접수'한다고 한다. 아저씨들에게 한 마디씩 칭찬을 듣고 오니 기분이
좋은 모양이다.
　아이가 어느
정도 크고 나면
좁은 욕조 안에
가만히 앉아 있는
것을 싫어하거나
냉탕에 들어가지

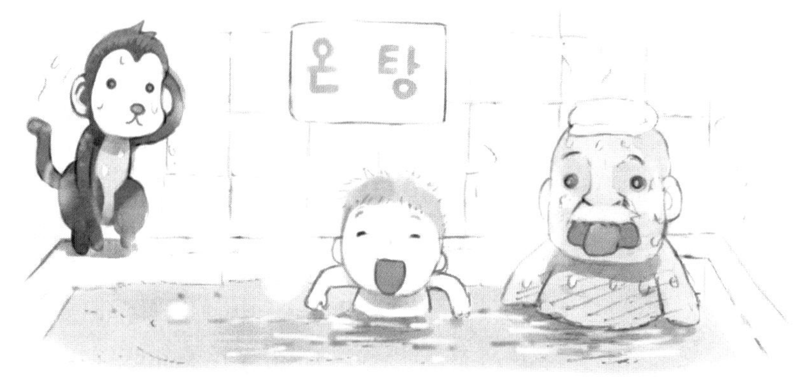

목욕탕에서 하는 냉탕 놀이

온탕에서는 가만히 있어도 되고, 아이도 잘 참는 편이다. 하지만 냉탕은 추워서 견디기도 어렵고 몸을 움직이게 해 줘야 하므로 이때 아이와 할 수 있는 여러 가지 놀이를 생각하게 됐다. 그중 몇 가지를 소개한다.

발가락으로 열쇠 줍기 놀이

냉탕 바닥에 열쇠나 돌멩이처럼 바닥에 가라앉는 물건을 떨어뜨리고 아이와 발가락으로 줍는 놀이를 한다. 발가락으로 주워 올리려고 애쓰는 사이 금세 1분이 지나간다. 물이 깊지 않다면 손으로 잡게 해도 된다.

물고기 잡기 놀이

세탁망이나 장난감 뜰채를 냉탕에 던져 놓고 엄마와 아이가 각각 물고기와 어부 역할을 맡는다. 물고기가 세탁망을 잡고 허우적거리는 시늉을 하면 어부가 뜰채로 물고기를 건져 올린다. 그런 다음 다시 어부가 세탁망을 탕에 던져놓으면 물고기는 다시 그것을 잡아야 한다. 운동량도 많아지고 아이도 즐거워한다. 시중에 물고기 장난감과 뜰채를 한 묶음으로 팔기도 하니까 그것을 이용하는 것도 괜찮다.

귤 던지고 받기

귤이나 사과를 잘 씻어서 냉탕에 흩어 놓는다. 그러면 아이가 바가지에 하나씩 수를 세면서 담고, 다 담으면 다시 하나씩 엄마의 바가지에 던져 넣는다. 냉온욕이 끝난 뒤에는 깨끗하게 씻어서 먹는다.

바가지 잡기 놀이

온탕에 있을 때 냉탕에 미리 바가지를 던져놓는다. 냉탕에 들어가면서 누가 먼저 바가지를 잡나 내기를 한다. 아이가 먼저 풍덩 뛰어 들어가서 바가지를 잡도록 해준다. 그런 다음 아이를 번쩍 안아 올려 '만세'를 불러준다.

않으려고 해서 냉온욕 시키기가 쉽지 않다. 대략 생후 7~8개월 이후에는 대중목욕탕에 가서 냉온욕을 하는 것이 좋을 것 같다. 처음 냉탕에 들어갈 때는 아이와 심장이 맞닿게 한다는 느낌으로 꼭 끌어안아준다. 물을 무서워하거나 물이 너무 차가워서 싫어하는 아이라도 엄마가 꼭 끌어안은 채 들어간다면 거부감이나 충격을 훨씬 줄여줄 것이다. 승우는 "우리 서로 잘 해보자. 엄마 믿지? 엄마도 승우 믿어"라고 이야기해 주면 꼭 알아듣는 것처럼 몇 번 울다가 금방 그치곤 했다.

물이 많고 탕이 넓어서 물놀이 하는 기분으로 실

컷 놀 수 있으니 아이도 좋아한다. 6세 이전의 아이와 냉온욕을 할 때
는 우선 온탕에서 5분 정도 몸을 덥혔다가 시작하는 것이 좋다. 그런
다음 냉탕에 1분 정도 발만 담근다. 다시 온탕으로 가서 1분 있다가
냉탕에 하체까지 1분을 담근다. 다음 번 냉탕에도 역시 하체까지만 담
근다. 그 다음 냉탕에는 몸 전체를 찬물에 담근다. 보통 냉탕에서 시작
해서 냉탕으로 마치는데, 아이들은 3온 4냉 정도로 하다가 점차 횟수
를 늘여 4온 5냉, 5온 6냉, 7온 8냉까지 해본다. 어른들도 7온 8냉을
넘기기 어려우므로 너무 욕심을 내지 않도록 한다. 절대로 잊지 말아
야 할 것은 11온 12냉을 넘기지 않아야 한다는 점이다. 또한 아이가
냉탕에 있기 어려워하면 1분을 다 채우지 말고 찬물에 잠깐 몸을 담갔
다가 탕 밖으로 나와서 1분을 채운 뒤 온탕으로 옮겨도 된다.

그러나 무엇보다 대중목욕탕을 이용할 때 가장 어려운 부분은 남들
의 시선이다. 앞서 이야기한 것처럼 아이에게 전염성 피부병이 있는
줄 알고 대놓고 싫은 기색을 하는 사람들도 있고 차가운 냉탕에 어린
아기를 데리고 들어간다고 야단치는 어른들도 많다. "그 조그만 애가
무슨 죄가 있다고 그렇게 힘들게 해요." "젊은 엄마가 철이 없어도 너
무 철이 없네." "애 감기 들어요. 요즘 감기가 얼마나 지독한데." "애
가 엄마 잘못 만나서 고생하네." 냉온욕을 제대로 할 수 없을 만큼 많
은 말을 들어야 했다.

그래서 생각해낸 방법 중 하나가 가까이 사는 아토피 아이들과 냉
온욕 모임을 만드는 것이다. 다같이 목욕탕에 가서 냉온욕을 하면 여
럿이서 하니까 '특별한 이유가 있어서 하나 보다'라고 생각한다. 궁금

해서 "지금 뭐 하는 거예요?"라고 묻는 사람들도 있다. 그러면 "이건 냉온욕이라고 하는 건데 사람의 면역력을 높여주거든요. 아기들이 아토피인데 냉온욕을 하면 아토피도 좋아지고 더 건강해져요"라고 대답한다. 간혹 우리를 따라서 냉탕과 온탕을 오가는 아주머니도 있을 정도다. 당연히 혼자 다닐 때보다 목욕하기가 쉬워진다.

동네 목욕탕에 가서는 "아이 얼굴이 왜 이래요?"라고 물으면 "애가 아토피가 있는데 지금 이렇게 냉온욕을 해서 많이 좋아진 거예요"라고 대답했다. 그러다 보니 승우는 동네 목욕탕에서 냉온욕 잘 하는 대견한 아이로 소문이 났다.

대중목욕탕에서 주의해야 할 점 한 가지가 비누다. 한번은 남편이 승우를 데리고 목욕탕에 다녀왔는데 얼굴과 몸에 빨갛게 발진이 생기고 가려워서 잠을 못 자는 게 아닌가. 우는 아이를 달래가며 이유를 생각해봤더니 비누였다. 아빠가 잠시 한눈을 판 사이 비누를 갖고 장난을 친 것이 화근이었다. 민감한 아이들은 수돗물에도 약간 반응을 보이는데, 대개 목욕탕의 물은 수돗물을 미리 받아둔 것이어서 그런지 승우의 경우 별다른 이상은 없었다.

냉온욕할 때 힘이 드는 건 온탕보다는 냉탕에 들어가는 것이다. 또한 냉탕에서는 아이가 몸을 움직이게 해줘야 하므로 그냥 무작정 아이를 안고 들어가는 것보다는 뭔가 재미있는 놀이를 하는 것이 좋다. 그러면 추운 것도 잊고 냉탕에 들어가 몸을 움직이게 되기 때문이다. 소개한 놀이 외에도 평소 아이가 좋아하는 물놀이 장난감을 가져가는 것이 도움이 될 것이다. 그러나 이렇게 놀다보면 주위 사람들에게 피해를 끼치게 될 수도 있어서 내 경우에는 사람이 적은 평일 점심시간이나 문 연 직후의 새벽, 또는 문 닫기 직전의 저녁 무렵에 가곤 했다. 그럴 때면 아이와 나 단둘이서만 목욕하게 되는 경우가 많아서 마음껏 놀 수 있었다.

내가 승우와 주로 한 놀이는 바가지 빨리 잡기, 헤엄쳐서 벽에 먼저 닿은 사람이 만세 부르기, 구명조끼 입고 냉탕에 뛰어들기, 과일 서로 주고받기 등이다. 이런 식으로 놀다 보면 냉온욕하는 23분이 눈 깜짝할 사이에 지나가 버린다. 그래서 나도, 승우도 냉온욕을 즐기게 되었고 사랑과 행복을 교감하는 더없이 특별한 시간이 되었다. 다른 사람의 방해를 받지 않고 이렇게 웃으면서 하루를 시작하니, 이보다 더 좋은 새벽 운동은 없을 것이다.

내가 경험한 아토피 치료법과 치료제

아토피 환자들이 점점 늘어나고 있다. 특히나 내 주위에는 아토피로 고통받고 있는 사람들이 참 많다. 물론 내가 수수팥떡에서 활동하고 있고, 또 선배 엄마로서의 경험을 갖고 있으니 이것저것 물어오는 사람이 많은 탓이기도 하다. 그 많은 사람들이 아토피를 치료하기 위해 각자 다른 방법을 찾아 헤매고 있다. 효과가 좋은 치료제가 개발되었다면 그 많은 사람들이 자신 또는 아이에게 맞는 치료법을 찾느라고 수고하지 않아도 될 터이다.

주위 사람들의 경험담과 광고는 절박한 엄마의 마음에 참을 수 없는 유혹처럼 느껴지기 일쑤다. 나 역시 마찬가지였다. 이온수기가 아이한테 좋다고 하는데, 아토피에는 ○○약이 좋다던데, ○○연고는 미국에서 쓰는 최신 치료제라는데, ○○병원이 아토피를 잘 본다는데…. 이런 식의 정보는 수백 가지가 넘을 정도다. 하지만 100명이 100가지 방법을 알려준다고 해도 그 방법이 맞는다는 보장이 없다. 이야기를 해준 당사자는 놀랄 만한 효과를 본 방법이, 다른 사람에게는 심각한 부작용을 가져다주는 경우도 심심치 않게 보고 듣는다.

요즘은 더 이상 이런 정보에 혹하지 않는다. 사실 승우의 아토피 때문에 안 해본 게 없을 정도이니, 사람들이 말하는 것과 꼭 같지는 않아도 비슷한 방법들은 고루 경험해보았기 때문이다.

한방 치료

한방 치료를 받기 시작한 것은 승우가 갓 100일이 지난 무렵이었다. 한의원에서는 처음에 침만 놓았는데 좋아지는 기색이 전혀 없었다. 이번에는 약을 먹이기 시작했다. 아이가 기를 쓰고 한약을 먹지 않으려고 해서 약 먹이는 일이 전쟁처럼 느껴졌다. 하루는 약을 젓던 젓가락을 한번 빨아먹어 보았다. 아토피 한약이 그렇게 쓰다는 걸 그때 알았다. 아이가 먹기 싫어하는 것도 당연했다. 요즘은 증류한약이라고 해서 그다지 쓰지 않은 한약도 있다고 하는데, 당시 승우가 먹은 약은 내 평생 먹어본 약 중에 가장 쓴 맛이었다고 해도 과언이 아닐 지경이다.

나라면 이렇게 쓴 약을 쉽게 먹을 수 있을까? 아이의 상태는 전혀 좋아지지 않고, 오히려 약을 먹이느라 아이와 엄마 모두 지쳐가는 상황에 회의가 밀려왔다. 그러나 한편으로는 '혹시 다른 한의원이라면'이라는 막연한 기대감도 생겼다. 마침 일산에 있는 한의원이 용하다는 소리를 듣게 되었다. 사상체질로 분류해서 아이의 음식을 바꾸어주는데, 6개월이면 낫는다는 이야기였다. 깊이 생각할 것도 없이 그 길로 일산에 달려갔다.

한의사는 모유수유 중이던 내게 '음식은 중요하지 않으니 골고루 잘 먹는 게 좋다'고 이야기했다. 내 경험과 너무 다른 이야기였다. "엄마의 먹을거리가 중요하지 않은가요? 제가 안 좋은 음식을 먹으면 아이가 어김없이 힘들어하거든요." 하지만 그 한의사는 유기농 식단을 고집하는 내게 '과유불급(過猶不及)'이란 핀잔을 주었다. 즉 먹을거리에 대해 지나치게 까다롭게 굴면 오히려 몸의 균형을 깨뜨린다는 이야기였다. 그러나 우리 승우를 비롯하여 주위에서 본 아토피 아기들은 먹을거리에 무척 민감했다. 요즘 아이들의 먹을거리가 평생 건강은 물론 성격까지 좌우한다는 내용의 뉴스와 전문가의 책들이 쏟아지고 있으니, 아마 그 한의사는 시대의 흐름에 둔감하지 않았나 싶다. 그러나 엄마가 너무 힘이 든다면 한의원 치료를 병행하는 것도 나쁘지는 않다. 나도 중간 중간 침과 뜸 등의 한의 치료를 받았다. 하지만 어디까지나 필요할 때 자연건강법의 보조적 수단으로 선택하는 것이 좋을 듯하다.

기 치료

많은 사람들이 기 치료에 대해 물어보았다. 기 치료를 받고 있던 당시에는 정말 신통하고 좋다는 생각을 했다. 잠을 자지 않고 울며 보채던 아이가 깊이 잠드는 것을 보니 고마워서 절이라도 하고 싶은 심정이었다. 기 치료에서는 치료하는 사람과 치료받는 사람의 신뢰가 중요하다고 한다. 처음에는 효과가 있어서 신뢰도 돈독하지만 어느 정도 시간이 흐르면 나아지는 것이 더디거나 효과가 떨어지게 마련이고, 그러다 보면 신뢰도 흔들려서 결국 흐지부지 그만두게 된다. 또 중국에서 기 치료를 대충 배워온 사람들도 많고, 치료자가 마음을 잘못 먹으면 좋지 않은 결과를 가져올 수도 있다고 생각한다. 그래서 기 치료를 받느라 시간과 노력을 들이려면 차라리 풍욕이나 냉온욕을 하는 편이 나은 것 같다.

보습제

아토피 아이를 둔 엄마들이라면 잘 알고 있겠지만 아토피 관리에서는 보습이 가장 중요하다. 진물이나 상처가 난 곳은 별로 도움이 안 되기도 하지만 발진이 생기고 가려운 곳이라면 보습만 잘 해줘도 진정이 된다. 보습을 잘 해주면 가려움도 확실하게 줄어든다.

시중에 엄청나게 많은 종류의 아토피 전용 로션이 나와 있는데, 그중에서 내 아이에게 맞는 제품을 선택하는 것도 쉽지 않은 일이다. 나도 이것저것 많은 제품을 써보았지만 가격만 비싸고 특별히 좋아지는 것은 못 느꼈다. 그래서 가격도 싸고 쉽게 구할 수 있는 것을 찾아보았다. 아이마다 제품에 반응하는 것이 다르기 때문에 할 수 없이 이것저것 써보고 잘 맞는 것을 선택해야 할 것 같다. 일단 샘플을 구해서 발라보고 결정하는 것이 경제적일 것이다.

승우의 경우에는 참기름과 살구씨 기름, 마유(말기름)가 잘 맞았다. 참기름은 어느 집이나 다 있으니 사용하기는 편리한데, 냄새 때문에 밖에 나갈 때는 살구씨 기름을 썼다. 특히 가려울 때 살구씨 기름을 바르면 좋다. 역시 아토피 아이를 키우고 있는 친정 동생도 살구씨 기름을 발랐을 때 가려움이 덜 하다고 했다. 살구씨는 국내산을 구하기 어려워 중국산을 사용했는데, 기름 자체를 사는 것보다는 번거롭더라도 씨를 구해 기름을 짜서 쓰는 편이 안전한 것 같다. 마유는 흡수가 잘 되는 것이 특징이다. 바르자마자 없어져서 보습이 안 되는 게 아닌가 싶을 정도이지만 조금 시간이 지나면 보습력을 느낄 수 있다. 많은 양을 바르기보다는 소량을 잘 펴 바르는 게 중요하다.

알로에

얼굴이 붉게 달아올랐을 때 흔히 '화기가 올라왔다' 고 이야기한다. 이럴 때는 알로에를 썼다. 승우와 함께 지하철을 타면 멀리서 "저기 저 빨간 게 뭐야?" 이런 소리가 들렸다. 그 사람들이 내리다가 승우의 얼굴을 보고는 "어머, 아이 얼굴이었네"라고 하는 것이다. 승우의 얼굴이 토마토 껍질을 벗겨놓은 것처럼 빨갛게 보였기 때문이었다. 다른 아토피 아이들은 3일 정도 알로에 제품을 바르면 금세 좋아지기도 한다. 승우 역시 나아지는 속도는 느렸지만 조금씩 좋아지기는 했다.

그런데 또 한 가지 문제가 생겼다. 여드름처럼 발진이 올라오더니 끝이 노랗게 곪는 것이었다. 알로에를 써보라고 권해준 분께 상의했더니, 오히려 호전반응이니 지속적으로 사용해보라고 하셨다. 2주일가량 바르고 나서 곪은 발진들이 사라지고 화기도 내리기 시작했다. 그 뒤로 진물이 심할 때는 알로에 주스를 사용했고 진물이 조금 마른다 싶으면 알로에 젤을 발랐다. 며칠 동안 정성을 들여가며 발랐더니 진물이 조금 마르는 것 같았다.

한 가지 알아두어야 할 점은 시중에서 판매하는 알로에 제품에는 소량이지만 방부제나 색소 등이 사용되기도 한다는 것이다. 꺼림칙하다면 생알로에잎을 구해서 얇게 저민 뒤 얹어 놓아도 된다. 알로에의 경우 효과를 보았다는 엄마들이 꽤 있지만 반대의 경우도 찾아볼 수 있다. 생알로에를 아토피가 있는 형제에게 사용했는데, 한 명은 좋아지고 다른 한 명은 더 심해지는 경우도 보았다. 그런 걸 보면 아토피를 낫게 해주는, 또는 누구든 좋아지는 '절대적인 무엇'은 없다는 생각이 든다. 그러니 어렵더라도 내 아이에게 맞는 것을 찾아가며 더디게 앞으로 나아갈 수밖에 없는 것이다.

유용미생물균(Effective Microorganisms, 이하 EM으로 표기)

EM은 농가진이나 가려움증에 사용한다. 아토피 아이들은 감염이 잘 되고, 일단 감염되면 잘 낫지 않는다. 자꾸 긁다보니 그곳으로 균이 들어가 농가진이 생기는데 보통 아이들은 쉽게 좋아지지만 아토피 아이들은 낫는 것도 더뎌서 급성신장염 등의 후유증까지 얻는 경우도 있다. 승우도 아토피가 많이 좋아졌던 돌 무렵에 농가진을 앓았는데, 처음에는 조그맣게 생기던 것이 순식간에 전신으로 퍼졌다. 노심초사 걱

공기청정기는 두 번 바꿨다. 음이온 방식이 좋다고 해서 사고, 항균 효과가 뛰어나다고 해서 또 사고…. 하지만 결국 요즘은 공기청정기 대신 엄청난 양의 숯을 집안에 들여놓는 것으로 대신하고 있다. 가습기 역시 두 번 바꿨지만 아토피에는 아무런 효과도 없었다. 정수기도 한 번 바꿨다. 하지만 정수기 역시 결론은 '전부 별로 효과가 없다' 는 것이다. 다만 한 가지, 인체의 70% 이상을 차지하고 있는 물은 중요한 편이어서 정수기만은 좋은 것으로 선택하는 것이 좋다. 내가 사용해본 것 중 '한우물' 의 이온수기는 효과가 있는 편이어서 산성수로 아이를 씻기면 피부가 부드러워졌다. 초기 구입비용이 비싼 대신 필터 값이 싼 편이다.

정하고 있는데 형부의 권유로 EM을 사용하게 되었다. 그런데 EM을 바르면 아이가 자지러지게 울었다. 내가 상처에 발라보고서야 아이가 우는 이유를 알았다. 어른이 느끼기에도 꽤 따가웠던 것이다. 엄마라는 사람이 아이가 얼마나 아플 줄도 모르고 대뜸 발라줬으니 미안한 마음이 들었다. 다른 방법이 없을까 고민하다가 원액이 아니라 희석해서 사용해보기로 했다. 냉온욕 하는 물에 풀어서 써보니 아이가 힘들어하지 않았다. 농가진도 점차 진정되어 갔다.

EM은 사용하는 아이마다 조금씩의 차이는 있었지만 농가진과 심한 가려움증을 가라앉히는 데는 효과가 있었다. 하지만 성인 아토피안들도 EM의 산(酸) 성분 때문에 바르기 힘들어하는 경우가 많다. 그만큼 발랐을 때 쓰리고 따갑다. 처음 바르면 가렵거나 바른 부위가 빨갛게 변하기도 한다. EM을 아이에게 사용할 때는 냉온욕 하는 물에 풀어서 사용하는 것이 가장 좋은 것 같다. 아이도 덜 힘들어하고 피부도 촉촉해진다.

프로폴리스

프로폴리스는 상처가 덧나지 않도록 해주는 효과가 있다. 체내의 독이 잘 빠져나가도록 해주고 염증을 막아주기 때문에 '천연 항생제' 라고 불릴 정도다. 프로폴리스는 브라질의 유칼리나무에서 추출한 것이 가장 좋다고 한다. 아토피 모임에서 다른 엄마가 프로폴리스를 사용한다는 얘기를 듣고 나도 꼭 한번 써봐야겠다고 마음먹게 되었다. 물론 자연건강법으로 아이가 많이 좋아졌지만, 주위의 믿을 만한 사람이 써보니 좋더라고 하면 욕심이 생기고야 만다. 나 역시 그런 욕심에서 완전히 자유로울 수는 없었던 것 같다.

하지만 승우는 기를 쓰고 프로폴리스를 안 먹으려고 버텼다. 도저히 못 먹이겠다는 생각이 들 즈음, 내가 한번 먹어보았다. 도대체 맛이 어떻길래…. 역시, 먹기가 쉽지 않았다. '억지로 하지 말자'고 다짐해 놓고도 욕심에 눈이 멀어서…. 결국 포기하고 말았다.

우연한 기회에 프로폴리스를 모기에 물린 상처에 발라보니 피부를 코팅하는 것처럼 상처 부위를 감싸주는 효과가 있었다. 대신 상처에 프로폴리스 원액을 바르면 어른인 내가 발라도 팔짝 뛸 만큼 엄청나게 따갑다. 하지만 따가운 순간을 잘 참으면 상처가 덧나지 않고 잘 아물기 때문에 승우가 아무리 싫어해도 잘 달래서 바르곤 한다. 승우 역시 그걸 알아서인지 싫어하기는 해도 완강하게 버티지는 않는 편이다. 이렇게 해서 프로폴리스는 우리 집 상비약이 되었다.

　하지만 프로폴리스 역시 개인차가 있다. 간혹 과민반응을 일으켜서 프로폴리스를 먹고 가려움증과 부종이 생겼다는 사람도 있다. '호전반응'인지 '과민반응'인지 잘 관찰하고 지속할지의 여부를 결정해야 할 것 같다.

5장

아토피 치료의 키워드, 먹을거리 이야기

아토피 엄마의 음식 철학

아토피 아이들에게 음식은 가장 어렵고 또 가장 중요한 문제다.
모유를 먹이는 엄마라면 자신의 먹을거리를 바꾸는 일부터 시작된다.
유기농산물로 바꾸고 온갖 인스턴트와 유해 물질이 든 음식을 끊어야 한다.
말은 쉽지만 그동안 자극적이고 편리한 음식 문화에 젖어 있던 사람에게는
참 바꾸기 어려운 습관 중 하나다. 먹을거리는 자연건강법의 가장 중요한 부분으로,
풍욕이나 냉온욕보다 더 큰 영향을 미치기도 한다. 아토피로 인해 먹을 수 없는
식품들을 제외하고 나면 '먹을 수 있는 게 거의 없다'는 생각이 들게 된다.
하지만 이러한 엄마의 생각부터 바꿔야 한다. 아토피 아이를 키우는 엄마가
겪게 되는 음식 트러블, 그리고 아이와의 갈등을 해결하는 법,
쉽고 간단한 채소 요리까지 승우 엄마의 노하우를 배워본다.

아토피 아이를 위한 최고의 선물, 모유

임신하기 전에 모유 속에서 다이옥신이 검출되었다는 뉴스를 본 기억이 난다. 나도 그 뉴스를 보고 깜짝 놀랐다. 그때만 해도 임신을 간절히 기다리고 있던 터라 '내 아이는 반드시 모유를 먹여서 키우리라'고 다짐하고 있을 때였다. 그런데 그런 모유에서 다이옥신이라니, 모유는 세상에서 가장 안전하고 완벽한 먹을거리라고 생각했는데…. 엄마의 몸도, 모유도 다이옥신으로 오염되어 있다는 사실에 충격을 받았다. 그때부터 엄마 몸을 좀더 안전하게 지켜야 아기도 안전할 수 있겠다는 생각을 했다. 한 가지씩이라도 중금속에 오염된 먹을거리를 피하리라고 다짐하고 조심하기 시작했다. 그러나 모유에서 다이옥신이 나온다고 해서 분유를 선택할 생각은 전혀 하지 않았다. 모유가 그 지경이니 다른 먹을거리야 불을 보듯 뻔한 게 아닌가. 더욱 모유 수유가 중요하다는 확신이 들었다.

　세상의 모든 아기에게 엄마 젖은 무엇과도 바꿀 수 없는 소중한 양식이요, 또 따뜻한 보금자리가 될 것이다. 그중에서도 아토피 아기들에게는 더욱 중요한 존재다. 엄마 젖은 가장 안전한 식량이며 아프고 힘든 세상의 고단함을 잊게 만드는 안식처요, 심심할 때의 장난감이 된다. 가렵고 힘들 때 가장 먼저 찾는 것이 엄마 젖이다. 그런데 아토피 엄마들 중에도 모유를 빨리 끊으려고 하는 경우가 있다. 엄마가 조금만 잘못 먹어도 아기의 피부가 뒤집어지니, 엄마 자신의 먹을거리를 완벽하게 통제해야 했다. 그 스트레스를 참아내기가 어려운 것이다. 그 엄마들이 이기적이라고는 생각지 않는다. 나 역시 아이 때문에 먹고 싶은 것을 참아야 하는 것이 얼마나 힘든 일인지 알기 때문이다. 어쩌다 한 번 한 외식으로 아이의 몸이 뒤집히고, 한 끼만 잘못 먹어도 며칠씩 가려워하는 아이를 돌봐야 하니 산에서 혼자 사는 것도 아닌데, 그게 어디 쉬운 일이겠는가. 도 닦는 일이 이보다 어려울까 싶은 마음이 절로 들었다. 게다가 엄마 젖이 충분하지 않은 경우에는 하루 종일 배고프다고 우는 아이를 안고 있어야 하니 체력적으로도 감당이 안 될 정도이다.

　처음 아기가 아토피라는 것을 알게 되면 부모는 많이 놀라고 또 힘들어하게 된다. 아기의 얼굴에서 진물이라도 나오면 스트레스를 받아서 젖이 마르는 엄마들도 많다. 모유수유중인 엄마들이 "제 아이가 아토피라 자연건강법을 하려고 하는데요. 뭘 제일 먼저 해야 하나요?"라고 물어온다. "일단 엄마 아빠가 마인드 컨트롤이 되어야지요"라고 답하면 상대방은 무슨 선문답이냐는 듯한 표정을 진다. 아무리 좋은 것이라도 엄마 아빠가 스트레스를 많이 받은 상태에서 하게 되면 아이가 좋아지기는커녕 힘만 들기 때문이다. 마인드 컨트롤 다음이 바로 모유 수유다. 많은 아토피 아이들을 만나면서 깨달은 사실 중 하나가 모유 수유를 한 아이들이 더 빨리 낫고, 유지도 잘 된다는 것이었다. 그러니 모유 수유의 중요성은 아무리 강조해도 지나치지 않을 것이다.

엄마 젖이 좋지 않아서 아토피가 더 올라오니 끊으라는 주위 사람들의 이야기 역시 엄마를 힘들게 한다. 나도 모유에 대해 잘 몰랐다면 그렇게 했을지도 모르겠다. 만나는 사람마다 그 이야기를 하니, 굳은 신념까지 흔들릴 지경이었다. 그러니 아토피나 모유에 관해 모르는 엄마라면 모유를 끊게 될 수도 있겠다 싶다.

젖을 먹이고 싶어도 젖이 너무 적어서, 또는 이미 말라버려서 먹일 수 없다는 엄마들도 많다. 하지만 이런 경우에도 엄마의 의지가 있으면 모유 수유를 할 수 있다. '모유를 더 이상 못 먹일 것 같다' '이러다 젖이 마르는 건 아닐까' 하는 걱정 자체가 엄마 몸의 뇌하수체에 작용하여 유즙 분비 호르몬을 덜 나오게 하는 것 같다. 모유 수유 중에는 최대한 스트레스를 적게 받도록 노력해야 하는 것도 그런 이유 때문이다. 젖이 부족하다고 하는 엄마들은 흔히 '유축기로 짜보면 몇 방울 떨어지다 만다' '아기가 30분, 1시간 간격으로 먹겠다고 한다' 고 말하는데, 그것만으로는 젖이 진짜 부족한 것인지 어떤지를 알 수 없다. 유축기로 짜는 것과 아기 입으로 빠는 것에는 차이가 있고 아기가 자주 젖을 찾는 것은 엄마가 젖을 제대로 물리지 못했거나 또는 아기가 배

다시 모유수유를 하고 싶다면

혼합 수유중이라면 : 젖은 아기에게 자주 빨릴수록 양이 늘어난다. 힘들더라도 아기가 보챌 때는 엄마 젖부터 물린다. 먹이던 분유의 양이 적다면 바로 떼도 되지만 모유보다 분유를 더 많이 먹는 아기라면 갑자기 떼지 말고 분유량을 서서히 줄이면서 젖을 자주 물려야 아기가 힘들지 않게 모유로 바꿀 수 있다.

이미 모유 수유를 끊었다면 : 젖을 뗀 지 얼마 되지 않을수록 재수유에 성공할 확률이 높아진다. 이 경우에는 모유 생성 유도기를 추천한다. 강남 지역 아토피 엄마 모임 회원 가운데 은섭이나 윤서 엄마의 경우 어렵사리 재수유에 성공한 적이 있다. 모유 수유 관련 정보와 모유 생성기 등 수유 제품 정보는 모유수유정보신문(http://breastfeeding.co.kr) 사이트를 참고할 것.

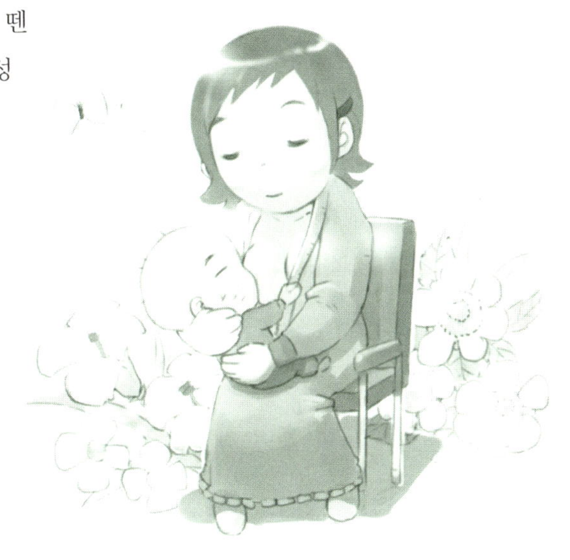

고파서 찾는 것이 아닐 수도 있다. 젖이 적으니 분유를 먹여야겠다고 쉽게 판단해서는 안 된다.

거짓말 조금 보태서 하루 종일 엄마 젖을 물고 있으려고 하는 아기들이 있다. 그것은 젖의 양이 부족해서가 아니라 엄마가 수유 방법을 잘 모르기 때문에 생기는 현상이다. 젖을 물릴 때는 한쪽 젖을 최소한

심청이가 젖동냥으로 자란 이유

앞 못 보는 심청이의 아버지가 젖동냥 다니던 이야기를 기억할 것이다. 분유는 없었을망정 농경사회였으니 소젖이나 염소젖을 구할 수도 있었을 텐데, 우리 조상들은 젖먹이를 키우는 다른 엄마들에게 젖동냥을 다닐지언정 다른 짐승의 젖을 먹이지는 않았다. 그것마저 여의치 않으면 쌀미음을 먹였다. 사실 자신의 젖으로 아이를 키울 수 없는 엄마는 굉장히 적은 수였다. 그러나 지금은 젖이 부족하다거나 다른 이유로 젖을 먹이지 않는 엄마들이 너무 많다. 니시의학의 관점에서 보면 소와 사람의 DNA가 충돌하여 상대적으로 약한 사람의 DNA가 손상을 입는다고 한다. 특히 면역력이 약한 아토피 아이에게는 분유가 치명적인 위험 요소가 될 수 있다. 분유 속에 들어있는 β—락토글로블린이라는 단백질 성분은 알레르기 질환을 유발하는 원인이 된다.

10~15분 정도는 빨려야 한다. 그렇지 않고 몇 분 빨리다가 바로 다른 젖으로 바꾸어 물리는 경우도 있는데, 이렇게 하면 아기가 탄수화물 성분이 많은 앞젖만 먹게 된다. 아기가 처음 젖을 빨면 탄수화물 성분이 많이 든 묽은 젖이 나오다가 시간이 지나면서 지방 성분이 많은 젖으로 바뀐다. 지방 성분이 든 뒷젖을 먹어야 배가 든든해지는데, 앞젖만 먹이니까 배가 금세 꺼져서 하루 종일 젖을 달라고 보채는 현상이 생기는 것이다. 그러니 젖이 부족하다 싶을 때는 수유자세나 방법이 맞는지 확인하고 보다 부지런히 젖을 물려야 한다.

모유 수유 전문가의 말을 빌리면 젖의 양이 부족한지 그렇지 않은지 판단하는 가장 좋은 기준은 아기의 소변량이다. 종이 기저귀에 50cc의 물을 부어 무게를 가늠해본 뒤 아이가 그 정도 분량의 소변을 하루 6회 이상 본다면 모유량이 부족하지 않은 것으로 볼 수 있다(생후 일주일 이전에는 소변량이 하루 6회 미만일 수 있다). 몸무게가 순조롭게 늘고 대소변을 잘 본다면 엄마 젖이 충분히 나오고 있는 것으로 보아도 좋다.

흔히 모유는 돌까지 먹이면 충분하다고 이야기하는데, 국제모유수유 전문가들도 두 돌까지, 아니 아이가 원하는 시기까지 충분히 먹이라고 권하고 있다. 나 역시 아토피 아이라면 최소한 두 돌까지는 모유를 먹여야 한다고 생각한다. 먹을거리의 문제이기도 하거니와 아이의 정서를 위해서도 꼭 필요한 일이다. 영아기 때는 빠는 욕구가 강하고 이것을 충분히 충족시켜주어야 정서적 안정을 찾을 수 있다. 어른이라면 스트레스를 술이나 수다, 운동 같은 걸로 풀 수 있지만 늘 가렵고 아픈 아토피 아기들은 그 스트레스를 어떻게 풀 것인가? 원하는 것을 말로 표현할 수 있고 또 행동으로 옮길 수 있을 때까지(두 돌 무렵이라고 생각한다) 엄마 젖을 찾을 수 있도록 해줘야 한다. 젖을 먹는 아기라면 엄마 젖보다 더 좋은 스트레스 해소법은 없는 것 같다. 내 경우에는 젖을 먹이면서 아기의 기분과 상태를 느끼곤 했다. 눈을 감고 울면서 젖을 먹으면 '지금 아기가 스트레스를 받고 있구나', 얼굴을 찡그리면서 젖을 긁거나 얼굴을 젖에 부비면 '지금 몹시 가렵구나', 웃으면서 젖을 물었다 놓았다 하면 '이 녀석이 지금 장난을 치고 싶구나' 하고 아이의 메시지를 읽을 수 있었다. 가뜩이나 괴롭고 힘든 아이에게 엄마의 젖이야말로 유일한 피난처이자 스트레스 해소 방법이라고 생각한다.

먹고 죽은 귀신이 때깔도 좋다고?

모유 수유를 하면서 가장 힘들었던 것이 내 먹을거리를 단속하는 것이었다. 다른 엄마들과 달리 아토피 아이를 둔 엄마들은 모유 수유를 하면서 가려야 할 음식이 많다. 의사들이나 수유 전문가들은 엄마가 뭘 먹어도 모유의 성분에는 변함이 없다고도 이야기하는데, 아토피 엄마들의 공통된 경험 중 하나가 바로 '엄마가 먹은 음식에 아이는 즉각 반응한다' 는 것이다. 과학적인 데이터도 중요하지만 내 눈으로 아기의 몸이 변화하는 걸 보았기 때문에 당연히 먹을거리를 조심할 수밖에 없었다. 모든 식단을 유기농이나 저농약 농산물로 바꾸었다. 그리고 먹을거리를 바꾸자 내 몸에도 작은 변화가 생겼다. 조금씩 가렵고 군데군데 곪기도 했다. 약한 명현 반응이 나타난 것이다. 모유 수유 중인 엄마가 깨끗한 먹을거리로 바꾸면 아기가 먹는 젖도 깨끗해진다. 간혹 모유 수유중인 아이의 상태가 나아지지 않으면 젖을 끊어볼까 고민하는 엄마도 있는데, 아이가 나쁜 음식을 직접 먹는 것보다는 엄마를 통해 젖으로 먹는 것이 낫다고 한다. 사실 웬만큼 나쁜 것들은 엄마 몸에서 다 걸러져 나간다.

아무리 아이를 위한 일이라지만 평소 즐겨먹던 것을 단번에 끊기란 참 어려운 일인 듯하

생협에서 판매하는 라면을 구입해서 먹는 것이 안전하다. 그것도 그냥 먹는 것보다 팔팔 끓는 물에 면을 데친 후 김치 국물이나 멸치 국물에 말아 간장이나 소금으로 간을 해서 먹는 편이 좀더 안심할 수 있다.

다. 먹고 싶은 것 참아가며 아이를 돌보았는데 아이는 좋아지지 않고, 몸은 힘들고…. 그러다 보면 자포자기하는 심정으로 그동안 참았던 음식을 먹게 되기도 한다. 내 경우에는 고기를 참기가 굉장히 힘들었는데, 어떻게 해서든 먹어도 되는 이유를 찾고 싶었다. '엄마의 몸을 통해서 걸러질 거니까 이 정도는 괜찮을 거야' 라고 생각해서 돌잔치나 결혼식 음식을 실컷 먹고 오기도 했다. '먹을 것을 참느라 엄마가 스트레스를 받으면 젖이 더 안 좋아질 거야' '먹고 죽은 귀신이 때깔도 곱다는데' 하는 식으로 합리화를 하며 고기를 실컷 먹기도 했다. 물론 다음날 아이의 얼굴이 뒤집어지고 진물이 흐르는 걸 봐야 했다. 한번은 조기가 너무나 먹고 싶어서 몇 번을 망설이다가 한 마리 구워 먹은 적이 있다. 그랬더니 아니나 다를까. 아이의 얼굴이 새빨개졌다. 그러면 또 아이한테 미안하고, 나 자신이 원망스러워서 엄청나게 스트레스를 받았다. '조금만 참을 걸. 그걸 못 참아서 아이를 이렇게 힘들게 만들다니, 난 엄마도 아니야' 라고 후회했다. 인간은 망각의 동물이라고 했던가. 이렇게 후회해 놓고도 좋아하는 음식이 눈앞에 보이면 또 참지 못하고 먹게 되고…. 이런 경험을 몇 번이나 반복한 후에야 드디어 정신을 차리게 되었다. 어쨌거나 잠시 입이 행복했던 대가치고는 엄청나다는 생각이 든다. 하지만 그게 쉽게 되지 않을 정도로 먹을 것이 주는 스트레스는 상상 이상인 것 같다.

내 경우에는 동물성 단백질과 밀가루 음식, 멸치, 기름이 들어간 음식을 먹지 않았다. 이렇게 이야기하면 그걸 빼고 나면 도대체 먹을 수 있는 게 뭐가 남느냐고 하는 사람들이 많다. 처음엔 나도 고기 빼고,

달걀 빼고, 인스턴트 빼고 나니 도대체 뭘 먹어야 할지 모를 지경이었다. 해먹을 수 있는 반찬이 하나도 없는 것 같았다.

서서히 채소 위주의 식단으로 바꾸면서 우리 음식에 그토록 많은 나물 반찬이 있다는 것도 알게 됐다. 시래기 하나만 해도 몇 가지 반찬이 나오는지 모른다. 시래기에 된장을 넣어 끓여도 맛있고, 들깨가루를 넣어서 국을 끓여도 되고, 참기름과 간장으로 무침을 해먹을 수도 있고, 된장에 무쳐 먹어도 맛있다. 지금은 야채로 가득한 반찬을 가족들도 맛있게 잘 먹고, 손님들도 어떻게 만드느냐고 물어볼 정도가 됐다. 하지만 처음엔 왜 그리 어렵고 또 어찌나 맛이 없던지…. 처음이 어렵지 조금만 익숙해지면 고기 반찬보다 요리하기도 더 쉽고 간단하다. 고구마, 감자, 옥수수, 떡, 뻥튀기 같은 무공해 간식들에도 입맛을 들여서 1년에 몇 가마는 먹어 치운 것 같다.

하지만 난 '날라리 엄마' 다. 먹고 싶은 것을 참는다는 것은 정말 고문과도 같았다. 아주 가끔은 먹고 싶은 것을 먹고 나서 매실고를 물에 진하게 타서 먹고 수시로 많은 양의 물을 마셨다. 엄마가 먹은 음식은 6시간 후부터 젖으로 나오니까 그때부터는 젖을 되도록 적게 먹이거나 안 먹였다. 그렇게 하면 조금 나은 것 같았다. 지금도 다른 엄마들한테 먹을거리를 묻는 전화를 종종 받는다. "저, 생협에서 산 라면도 안 될까요?"라고 묻는 엄마 역시 밀가루가 아토피에 좋지 않다는 것을 잘 알고 있다. 하지만 먹고 싶은 마음이 간절하다 보니 다시 한 번 다른 사람들에게 묻게 되는 것이다. 나도 한때는 '라면이 먹고 싶어 환장하겠다' 는 생각이 들었다. 승우를 낳고 1년 동안은 전혀 먹지 않았

콩나물을 집에서 길러 먹으면 더할 나위 없는 무공해 반찬이 된다. 국산 메주콩을 1컵 정도 준비하여 길러보고 자신이 붙으면 먹을 만큼씩 꾸준히 길러 먹는다. 콩나물시루를 실내에 놓으면 가습기 효과도 내고 관상용으로도 좋다.

① 콩을 8시간 이상 불린 다음 안 쓰는 주전자에 넣는다.

② 하루 세 번 뚜껑을 열고 물을 준 뒤 주둥이로 물을 따라 버린다.

③ 5cm정도 자랐으면 먹는다. 이때 영양가가 최고라고 한다.

는데 1년이 지나서 참지 못하고 먹은 적이 있다. 그때 먹은 라면 맛은 지금도 잊을 수가 없다. 또 다른 엄마의 전화, "언니, 다른 것은 다 참 겠는데 라면 먹고 싶은 것은 도저히 못 참겠어. 정말 라면이 먹고 싶어 환장하겠어. 어떻게 했으면 좋겠어?" "라면 못 먹어서 환장하는 것 보다 먹고 정상인 것이 아이한테 좋겠다. 그냥 먹어. 그리고 매실 먹고 물 많이 먹는 것 잊지 말고." 이렇게 이야기를 하니 그 친구는 내가 무슨 구세주라도 된 것처럼 그렇게 먹게 해주어서 고맙다고 몇 번이나 인사를 했다. 그때 나는 속으로 이렇게 말하고 있었다. '그래 먹고 싶은 것 참는 건 고문이지, 고문이야. 먹어라, 먹어…'

그래도 이것만은 먹일 수 없다!

어른도 먹고 싶은 걸 참기 힘든데, 아이는 오죽하랴! 아토피 아이들이 다 그렇지만 우리 승우도 먹을거리에 대한 관심과 집착이 큰 편이다. 어느 날인가는 지하철을 타고 가는데 맞은편에 앉은 아이가 사탕을 먹고 있었다. 승우는 눈을 떼지 않고 그 아이를 쳐다보면서 "엄마, 쟤는 왜 몸에 안 좋은 사탕을 먹어? 쟤네 엄마는 왜 몸에 안 좋은 것을 먹여?"라고 물었다. 이럴 때는 조금 당황스럽다. 맞은편 아이 엄마가 들을세라 승우 귀에다 대고 소곤소곤 대답해주었다. "승우야, 저 사탕에 안 좋은 식품 첨가물이 들어 있다는 걸 모르는 어른들도 많아. 그래서 모르고 주는 거야. 그게 저 아이 엄마와 승우 엄마의 차이란다. 엄마는 저 사탕에 나쁜 성분이 들어 있다는 걸 알고 있고, 그래서 그게 승우 몸에 들어가면 건강할 수 없다는 걸 알고 있는 거지. 그런데 저 아이 엄마는 그걸 몰라서 주는 거야. 승우는 건강하고 싶지?" "어, 나 건강할래." "그래, 건강해지려면 먹지 않아야 하는 거야."

하지만 이렇게 의젓하게 말을 듣던 아이가 어느 순간 다섯 살 떼쟁이로 변하기도 한다. "엄마, 나도 저거 먹고 아플래. 아프고 싶어"라고 떼를 쓸 때도 있다. 그럴 때는 내가 그토록 공들여 키운 아이가 맞나 싶은 생각이 들면서 가슴에 구멍이 뻥 뚫리는 듯한 기분이 든다. 하긴, 어른도 그 알록달록하고 예쁘고 달착지근한 과자의 유혹에 쉽게 빠져들지 않는가! 예전에는 어떻게 해서든 안 사주고 버티면서 아이를 설득하고 달랬다. 하지만 아토피도 많이 좋아졌고, 아이의 사회성과 정서 발달을 위해 간혹 내가 양보하기도 한다. 고속도로 휴게소에서 많은 사람들이 핫바와 음료수, 과자를 들고 다니는 걸 유심히 바라보고 있는 아이가 안쓰러워서 누룽지 과자 한 봉지를 사게 해준 적이 있다. 아이는 마치 금의환향하는 사람처럼 기세 등등, 위풍당당이었다. "아빠, 나 이거 가게에서 샀어"라고 자랑하며 사람들에게 과자를 나눠주느라 바빴다. 승우가 그렇게까지 신나하는 걸 본 적이 없었는데…. 엄마가 아무리 좋은 음식을 만들어주고 사다 주어도 '남들처럼' 해보고 싶은 다섯 살 꼬마의 마음은 어찌할 수가 없나 보다. 그러니 아토피 아이를 키우는 엄마들은 늘 아이와 먹을 걸로 다툴 수밖에 없는 것 같다.

나는 시중에서 파는 과자, 아이스크림, 패스트푸드 세 가지는 '절대 양보할 수 없는 나쁜 먹을거리'로 꼽는다. 그래서 아예 승우에게 먹이지 않았고, 예외도 있을 수 없다는 것을 설명해주었다. 나는 이 식품들을 '불량식품'이라고 부른다. 불량식품 치고 맛없는 것이 있는가? 이런 불량식품을 절대로 주지 말아야 하는 이유는 워낙 자극적이고 강한 맛이라 한번 입을 대면 반드시 아이가 '한 번만 더 먹고 싶다'고 사정하게 만드는 중독성이 있기 때문이다.

언젠가 생협 모임에 내 먹을거리 이야기를 듣고 싶다고 찾아온 엄마가 있었다. 올바른

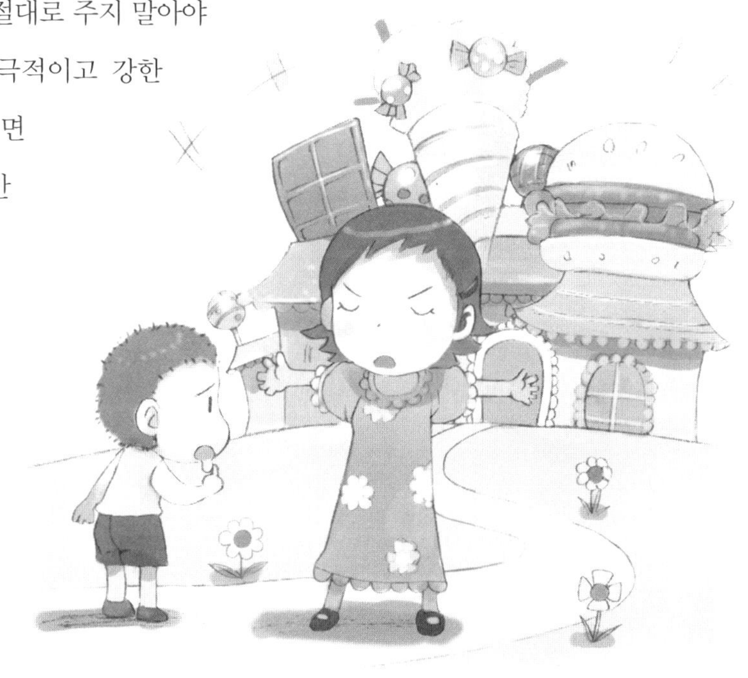

과자, 아이스크림, 패스트푸드는 절대 양보할 수없는 나쁜 먹을거리다.

식습관에 대해 교육도 많이 받은 엄마였고, 아이 역시 햄버거가 얼마나 나쁜지 잘 알고 있었다고 한다. 어느 날 아이가 ‘딱 한 번만’ 햄버거를 사 먹게 해달라고 조르기에 ‘정말 딱 한 번만’이라는 단서를 달고 사먹게 해주었다고 했다. 그런데 그 ‘딱 한 번’ 때문에 햄버거가 ‘너무 먹고 싶은 음식’이 되고 말았다는 이야기를 들려주었다. 정말 딱 한 번이 될 줄 알고 허락했는데, 그 한 번이 자기 가슴을 치게 만들 줄 몰랐다고 했다. 그 뒤로 아이가 자꾸 ‘한 번만 더’ 햄버거를 사달라고 조른다면서 어떻게 하면 좋겠느냐고 물어온 것이다.

아이들에게는 불량식품의 유혹을 충분히 이겨낼 만한 힘이 아직 없는 것 같다. 요즘 다이어트를 하는 사람들이 많은데, 그 사람들도 먹을거리의 유혹 때문에 자꾸 실패하는 걸 본다. 어른도 그럴진댄 아이야 오죽할까. 한두 개 먹다 보면 강한 자극에 길들여져서 싱겁고 담백한 나물 반찬이 맛없게 느껴지게 된다. 미각이 무뎌지고 쉽게 예전의 생활로 돌아갈 수도 있다.

이런 불량식품들을 안 먹이려고 해도 먹게 되는 경우가 간혹 있는데, 보통은 엄마 이외의 주위 사람들 때문이다. 언젠가 승우와 비행기를 탔을 때도 옆 좌석의 할머니가 아이에게 자꾸 과자를 집어주서서 곤란했고 승우의 아토피를 잘 모르는 어른들이 사탕이며 과자를 주는 일도 종종 있다. 자원봉사 활동을 다닐 때, 내가 잠시 한눈을 판 사이에 환자 중 한 분이 승우에게 요구르트를 준 적도 있다. 그 요구르트를 먹은 날 온몸과 얼굴에 발진이 생겨 곤욕을 치러야 했다. 요구르트 냄새도 며칠씩 가시지 않았던 기억이 생생하다.

내가 먹을거리를 조금 양보하더라도 사회성과 정서 발달이 더 중요하다고 말하다 보니, '그럼 어떤 음식을 양보해도 되는 거냐'고 묻는 엄마들이 있었다. 사실 다른 엄마들이 들으면 웃을지도 모르지만 내가 양보한다는 기준은 '생협 물건에 한해서'이다. 생협에서도 아이 과자나 햄, 라면 등이 나오는데, 이런 먹을거리는 시중 것보다 조금 낫다는 정도이지 완전하게 안전한 것은 아니라고 생각한다. 알레르기를 일으킬 수 있는 달걀(물론 유정란이기는 하지만), 버터, 약간의 첨가물도 들어가는 것 같다. 생협 물건을 먹고도 가려움이나 발진이 생길 수 있는 것이다. 그러니 내 입장에서는 '생협 물건들 가운데 무엇이든 네가 고른 것을 사주겠다'는 것이 쉬운 결정은 아니었다. 이것이 내가 정한 먹을거리의 한계다. 하지만 아이가 초등학교에 들어간다면 이 기준은 약간 수정이 되어야 할 것 같다. 물론 승우는 다른 아이들처럼 달디 단 과자를 좋아하지도 않지만, 만약 친구들 때문에 '먹어야겠다'고 결정한다면 나는 승우의 결정을 존중할 것이다.

못 먹는 음식과 안 먹는 음식

반면 아토피 엄마들이 생각할 때 '안 먹이는 것'이 아니라 진짜로 '못 먹이는 음식'들도 있다. 당장은 아토피 때문에 못 먹이지만 아이가 나은 다음에는 꼭 먹이고 싶은 음식들이 그것이다. 대표적인 음식이 우리가 흔히 완전식품이라고 알고 있는 달걀과 우유가 그렇다. 한 엄마가 아이의 명현이 지난 뒤에 달걀을 난생 처음 먹였는데 아무 탈이 없어서 감격의 눈물이 나더라는 이야기를 했다. 그깟 일로 무슨 눈물이냐고 할 사람도 있을지 모른지만 아토피 아이를 키우는 엄마들에게 달걀을 '아무 반응 없이' 먹일 수 있다는 것은 정말 대단한 사건이다. 특히 달걀에서 높은 알레르기 수치가 나왔던 아이라면 더욱 그렇다. 이상이 없다는 건 그만큼 아이 몸에 면역력이 생겼다는 것으로 해석할 수 있으니 덩실덩실 춤을 춘다고 해도 이상할 게 없다.

먹고 싶어하는 것을 못 먹게 하는 것도 힘들지만, 그보다 더 힘든 것은 아이가 어떤 음식에 반응을 하고 어떤 음식에 반응을 하지 않는지 알 수 없는 상태에서 막연하게 조심해야 한다는 사실이다. 현대 의학에 도움을 받기 위해 병원에서 알레르기 반응 검사를 해서 이상이 없던 음식도 반응을 할 때가 있으니 정말 어려운 일일 수밖에 없는 것 같다. 승우는 고기나 달걀, 우유 같은 건 엄두도 안 날 지경이었고, 과자 한 조각, 수박 한 입에도 두드러기가 나곤 했다.

승우가 돌이 되었을 무렵 잣죽을 찻숟가락으로 살짝 찍어서 먹여본 적이 있었다. 그후 한두 시간이 지나기도 전에 온몸에 두드러기가 나기 시작하더니 조금 과장해서 말하면 '두드러기로 햇빛을 가릴 만큼' 심한 상태가 되었다. 달리 방법도 없고 병원에 가기도 어려운 시간이라서 풍욕을 거푸 시키고 나서야 진정이 되었다.

그 후 잣은 아이한테 먹이면 안 된다고 철석같이 믿고 있었는데, 시간이 지나면서 서서히 잊어버린 것 같다. 그 일이 있은 후 1년 정도 지난 뒤에 승우가 잣을 먹고 있는 걸 보며 '그 녀석 잘 먹네' 라고 생각하다가 문득 1년 전 두드러기 사건이 떠올랐다. "안 돼!"라고 말리고 보니 아이는 벌써 몇 주먹이나 먹고 난 뒤였다. 조금 있다가 또 병원에 가게 생겼구나 싶었는데, 아이는 말짱하게 잘 놀았다. 정말 신기했다. 자연건강법으로 몸을 잘 다져놓으니 음식에 대한 반응도 하지 않고 잘 이겨내는 것 같다.

얼마 전에 '아토피 아이들의 채식, 영양 불균형을 초래한다'는 뉴스가 나온 적이 있었다. "육류가 아토피 아이한테 안 좋다고 해서 안 먹여요"라고 대답하는 엄마와 "성장기 아이에게 무조건 채식을 시켜서는 안 됩니다"라는 국내 유명 병원 의료진의 이야기가 연달아 나왔다. 그걸 보고 무척 답답했다. 우유, 달걀, 고기 같은 걸 먹일 수 있는데 채식 시키겠다고 안 먹이는 게 아니다. 그걸 먹으면 두드러기가 솟고 얼굴이 붉어지고 온몸이 가려워 괴로워하기 때문에 안 먹이는 거다.

아토피 아이를 둔 엄마들 중에는 달걀과 우유, 고기를 못 먹여서 불안해하는 경우가 많다. 한창 크는 아이인데 이런 것들을 못 먹이니 혹시 성장에 지장이 생기는 건 아닌지 노심초사하게 된다. 그런 엄마들에게 그 음식 역시 '못 먹이는 게 아니라 아이를 건강하게 키우려고 안 먹이는 것'으로 생각하자고 이야기한다. 나는 승우에게 그 음식들을 안 먹인다고 해서 가슴 아프게 생각한 적은 없다. 우유나 달걀, 고기가 아니더라도 단백질, 칼슘 등 필요한 영양소는 다른 음식을 통해 섭취하면 된다. 나는 아이가 건강하게 자라기를 바라기 때문에 조금 더 조심한다고 생각하며 음식을 조절하는 중이다.

하지만 아토피가 심할 때 먹이지 못한 음식이라고 해서 평생 못 먹게 되는 건 아니다. 아토피가 개선되고 건강해지면 이전에 심한 반응을 보인 음식이라도 나중에 잘 먹을 수 있게 되는 경우가 많다. 하지만 과자나 수입 밀가루로 만든 음식, 패스트푸드 같은 건 평생 안 먹고 살 수 있다면 더 좋지 않을까?

사실 지금 승우가 달걀이나 우유, 고기를 먹는다고 해도 별 문제는 생기지 않는다. 그만큼 단련되었고 또 건강해졌기 때문이다. 하지만 눈 앞의 달콤함보다는 훗날 건강한 삶을 사는 게 더 달콤하지 않을까? 그래서 승우에게 항상 이야기한다. "승우야, 승우가 건강해지려고 그 음식을 안 먹는 거야. 건강을 지키기 위해서는 먹고 싶어도 조금 참자." 하지 말라는 건 더 하고 싶어진다는 이야기도 있다. "먹지 마"라고 이야기하면 더 먹고 싶어질 것이다. 대신 "우리 승우는 참을 수 있어"라고 이야기해주자. 그런 음식, 못 먹는 게 아니라 안 먹는다고 말이다!

아이와 먹을거리로 다투지 말자

아토피 아이들이 조금만 크면 엄마들의 고민은 '아토피' 그 자체가 아니라 '먹을거리'로 바뀔 지경이 된다. 그러면서 엄마와 아이 사이에 미묘한 줄다리기가 시작된다. 엄마는 안 먹이려고 애쓰고 그럴수록 아이는 더 먹고 싶어하는 악순환이 벌어지는 것이다. 아직 어릴 때는 엄마가 안 사주면 그만이지만 대여섯 살만 되어도 돈을 들고 슈퍼로 뛰어갈 수 있으니 이 싸움에서는 점점 엄마가 불리해진다. 초등학교에만 들어가도 아예 엄마의 통제 밖으로 나가버린다. 친구들과 사먹거나 나눠 먹는 것까지 일일이 따라다니면서 단속할 수는 없으니까 말이다.

옆집 아이가 입에 물고 다니는 과자를 먹겠다고 떼를 쓸 때 아이를 설득하기가 참 어렵다. 승우를 앞에 두고 "쟤는 아토피 아이니까…"라며 자기 아이에게 과자를 주는 엄마를 보면 화가 치밀 때도 있다. 하지만 이런 상황에서 드러내고 화를 낼 수도 없고, 그렇다고 아이에게 먹일 수도 없어서 결국 나는 냉정한 엄마가 되기로 마음먹었다. 어떤 상황에서건 아이가 먹지 말아야 할 음식을 먹겠다고 하면 차분하게 먹지 말아야 할 이유를 설명한다. 그래도 우기면 먹게 한다. 그러나 먹기 전에 "먹고 나서 가렵고 힘들어도 너 혼자 잘 이겨내야 해"라고 약속을 해둔다. 아이는 당장 먹고 싶은 욕심에 약속을 하고는 얼른 먹는다. 속으로는 화가 치밀지만 겉으로는 시치미를 떼고 먹는 아이를 그냥 내버려둔다.

예상한대로 아이가 가려워서 칭얼거리기 시작한다. 그러면 아이에게 왜 그렇게 힘들어하는지를 물어본다. "가려워요." "승우가 왜 가려울까? 오늘 뭘 먹었지?" "응, 안 좋은 과자를 먹었어요. 이제 과자 안 먹을 거야. 과자 미워!" 아이 스스로 자신이 먹은 음식이 어떤 결과를 가져오는지 깨닫게 하는 것이다. 때로는 아이가 굉장히 괴로워하는 모습을 봐야 하지만 지금부터 자신의 몸은 자신이 책임져야 한다는 것을 가르치지 않으면 안 되겠다는 생각이 들었기 때문이다. 아이는 나름대로 고통을 참으면서 나쁜 음식에 대한 생각을 정리해가는 것 같다. 그런 과정을 몇 번 거쳤더니 그 이후에는 좋은 음식과 나쁜 음식에 대해 이야기하는 것을 금방 수긍하고 잘 따랐다.

얼마 전에는 승우를 데리고 친구 집에 놀러갔다. 거기서 승우도 또래 아이들과 어울려서 신나게 놀았는데, 친구가 아이들 간식을 내놓았다. 다른 아이들은 신나게 먹는데 승우는 아무렇지도 않은 듯이 혼자 TV를 보고 있었다. 사실 그걸 보는 내 마음이 편치 않았다. 집으로 돌아와서 "승우야, 친구들이 먹는 거 승우도 먹고 싶었을 텐데, 잘 참아줘서 고마워"라고 칭찬해주었다. 그랬더니 "아니야, 엄마. 내가 미안해"라고 대답하는 게 아닌가. 순간 눈물이 핑 돌았다. 먹을거리를 잘 참아낸 녀석이 대견스러워서, 그리고 이젠 이렇게 건강하게 자라서 "엄마 미안해"라는 말을 하는구나 하는 생각에…. 무조건 못 먹게 하는 것이 능사는 아닌 것 같다. 자신의 몸에 이로운 것과 해로운 것을 스스로 잘 구분하고 선택할 수 있는 능력을 길러주는 것이 더 중요하다.

우선 엄마부터 먹을거리에 대한 강박관념을 털어내야 한다. 먹을거리 때문에 강박적인 상황이 계속된다면 아이에게 대인기피증이 생기거나 폭력성이 나타나기도 한다. 엄마 아빠에게 먹을거리에 대한 원칙과 신념이 있어서 아이에게 한 목소리로 설명해준다면 아이가 덜 혼란스러워 할 것이다. 나는 아이와 최대한 대화와 타협으로 해결하기를 권한다. 그리고 아이의 욕구를 채워줄 만한 방법도 고민해야 한다. 나 같은 경우에는 먹을거리 그 자체에도 관심이 있지만 '돈을 주고 사먹는 것'에 더 관심이 많은 승우를 위해 약간의 기술을 사용했다.

그중 하나가 집에서 만든 아이스크림이나 셔벗을 그냥 주는 대신 아이에게 '돈을 받고 파는' 것이다. 배즙이나 포도즙, 딸기를 얼려서 간 것 등 여러 가지 아이스크림을 미리 만들어 두었다가 아이에게 고를 수 있게 했다. 좀 우습기는 하지만 승우는 돈을 내고 자신이 원하는

아이스크림 만들기

고구마 아이스크림

· 재료 : 고구마 2개, 두유 약간, 조청이나 꿀 약간

① 고구마를 굽거나 삶아서 으깬 다음 식힌다.

② ①에 두유를 약간 부어서 믹서에 곱게 간다. 단 것을 좋아하는 아이라면 여기에 조청
   이나 꿀을 약간 넣는다.

③ 용기에 부어서 냉동실에 얼린다.

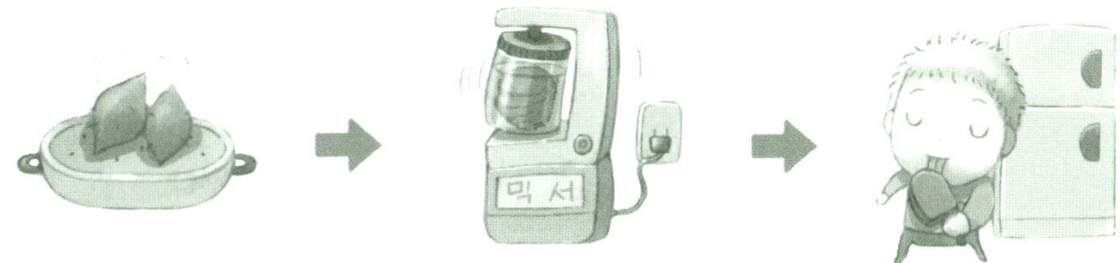

1) 고구마를 굽거나 삶아서
으깬 후 식힌다

2) 1)에 두유를 부어서 믹서에 간다

3) 냉동실에 얼린다

팥 아이스크림

· 재료 : 팥, 죽염, 조청이나 꿀

① 팥을 6시간 정도 불렸다가 팥이 푹 무를 때까지 삶는다. 압력솥에 넣고 삶으면 좋다.

② 팥을 주걱이나 손으로 잘 으깬다.

③ 단맛을 좋아할 경우 조청이나 꿀을 넣고 단맛을 싫어하면 죽염을 약간 넣는다.

④ 용기에 넣어 냉동실에서 얼린다.

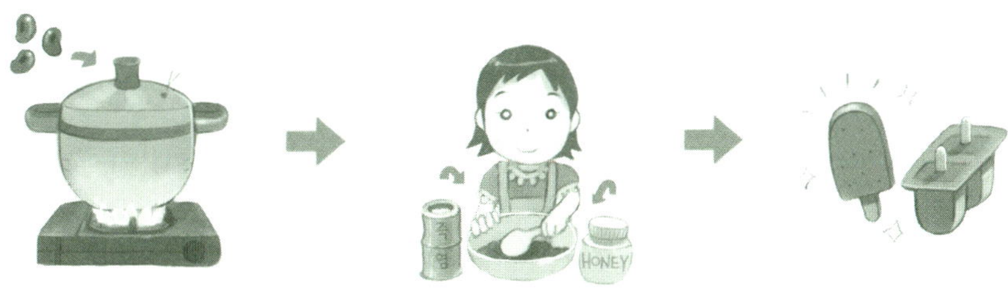

1) 팥을 6시간 정도 불렸다가
팥이 푹 무를 때까지 삶는다

2) 팥을 주걱이나 손으로 잘 으깬다

3) 용기에 넣어
냉동실에서 얼린다

것을 사먹을 수 있다는 사실 자체에 열광했다. 다섯 살이 되면서 한 달에 용돈 3000원을 주는데, 그 돈으로 내가 파는 아이스크림도 사먹고, 유기농 매장에서 사고 싶은 것을 사기도 한다. 그러고도 남기니 대견한 마음이 앞선다. 가끔은 유기농 매장에서 자신이 원하는 것을 골라 사먹을 수 있게 했더니 아이들이 뭔가 사먹는 모습을 봐도 별로 부러워하지 않는다. 그리고 라면이 먹고 싶다고 하면 실컷 먹어보라고 생협에서 라면을 한 박스 사다 놓고, 엿을 먹고 싶어해서 원 없이 먹어보라고 아예 몇 박스를 사다 주기도 한다. 엄마가 귀한 음식 주듯 감춰놓고 찔끔찔끔 주면 그 음식에 대한 욕구가 다 채워지지 않을 수도 있다. 그런데 나는 먹을 테면 먹으라는 마음으로 잔뜩 사다 놓으니 더 이상 새로울 것도, 먹고 싶은 욕심도 생기지 않는 게 당연하다.

재료는 최상으로, 조리는 최소한으로!

자연건강법을 하는 엄마들은 우선 먹을거리부터 바꾼다. 일반농산물과 가공식품류에서 유기농산물과 생협에서 만든 가공식품류로 바꾸는데, 내 주위에는 나처럼 생협 제품을 이용하는 사람들이 많다. 생협은 유기농 식품을 생산·공급하는 다른 업체에 비해 신뢰도가 무척 높은 편이다. 내 경우에도 생협에서 나오지 않는 식품은 아예 먹이지 않을 정도로 100% 생협에 의존해서 살고 있다. 가격은 일반 농산물보다 유기농산물이 약간 비싸지만 비싼 만큼 버리는 것 없이 알뜰하게 요리해서 먹는다면 전체 식비에서 크게 차이가 나지 않는 편이다. 좋

도토리묵 만들기

도토리에는 탄수화물과 지방이 많으므로 식사 대용으로 먹일 수 있다. 미리 만들어두었다가 반찬으로 활용하거나 야채를 넣고 무쳐서 내놓으면 된다. 아이 몫으로 작은 아이 그릇에 묵을 굳혀주면 무척 좋아한다.

· 재료 : 도토리 가루 반 컵, 작은 유리 그릇, 물 3컵, 소금 약간, 참깨나 잣 약간

① 물에 도토리 가루를 잘 풀어서 처음엔 강한 불로 끓이다가 끓기 시작하면 불을 줄여 약한 불에 끓인다. 약한 불에서 오래 끓일수록 탄력도 있고 맛있어진다.

② 나무 주걱으로 저어 가면서 눌지 않게 끓이다가 거품이 올라오며 끓기 시작하면 15분 정도 더 끓인다. 이때 참깨나 잣을 약간 넣으면 묵이 훨씬 고소해진다.

③ 불을 끈 뒤에 소금을 약간 뿌린다.

④ 작은 유리그릇에 옮겨 담아서 굳힌다.

은 먹을거리로 아이의 건강을 지켜서 아프지 않고 건강하게 자란다면 결국 병원비와 약값 등을 절약하게 되는 것이니 훨씬 경제적이지 않을까 생각한다.

하지만 어떤 음식이든 엄마가 늘 관심을 갖고 어떤 성분이 들어 있는지, 어떻게 생산된 것인지 확인하는 버릇이 필요한 것 같다. 언젠가 생협에서 아토피 아기들을 위한 빵을 만들었다고 했다. 반가운 마음에 얼른 주문해서 먹어보았다. 그런데 먹고 난 후에 포장을 살펴보니 성분 가운데 식물성 마가린이 들어 있었다. 아마 식물성 마가린이니 괜찮을 거라고 생각한 것 같다. 그러나 마가린은 액체인 기름에 각종 첨가제를 화학적으로 결합시켜 고체화시킨 것이어서 전혀 좋을 것이 없

다. 이런 것을 아토피 아이한테 안전하다고 생각하고 넣었으니, 아마
도 아토피에 대한 이해가 적은 사람의 발상이었던 듯하다. 이런 일을
겪으면서 어떠한 경우에도 엄마들이 아이들의 먹을거리를 철저하게

아이들에게 좋은 반찬

호박-양파 구이

호박이 말랑거리는 걸 싫어하는 경우 이렇게 구워주면 잘 먹는다. 양파 역시 구우면 매운
맛이 없어지고 단맛이 나기 때문에 의외로 아이들이 좋아한다. 양파에 들어 있는 비타민 C
나 셀레늄은 열에 약하므로 가급적 재빨리 불에서 내리는 것이 좋다.

· **재료** : 애호박 1/4개나 양파 1개, 소금 약간, 양념장(간장, 깨소금, 들기름이나 참기름,
파, 마늘)

① 애호박과 양파를 1.5mm 두께로 썬다. 아이에게 반달이 좋은지 둥근달이 좋은지 물어봐
서 썰어주면 좋다.
② 중불에 프라이팬을 달군 다음 호박과 양파를 올린다.
③ 앞뒤로 익히고 소금을 뿌린다.
④ 구워진 양파와 호박은 양념장을 곁들여 내놓는다.

김 도토리묵 무침

김에는 단백질이 많이 들어 있어서 마른 김 5장에 들어 있는 단백질의 양이 달걀 1개에 들
어 있는 양과 맞먹을 정도. 필수 아미노산과 비타민이 많이 들어 있어 아이들에게 좋은 영
양 식품. 하지만 품질이 나쁜 김에는 단백질보다 탄수화물이 더 많이 들어 있다.

· **재료** : 마른 김 2장, 도토리묵 반 모, 들기름, 들깨 약간, 간장 약간

① 도토리를 먹기 좋은 크기로 썬다.
② 김은 앞뒤로 잘 구워서 먹기 좋은 크기로 찢는다.
③ 간장에 들깨와 들기름을 넣고 묵과 김에 버무린다.

감시하지 않으면 안 되겠다는 생각이 들었다.

물론 지금도 나는 생협에서 나온 식품만을 먹고 있다. 하지만 예전처럼 마음을 탁 놓는 것이 아니라 관심을 갖고 살펴보게 된다. 조금만 더 시간이 허락한다면 소비자위원회에도 참여하고 싶다. 믿을 수 있는 식품과 공급처를 찾는 것도 중요하지만 그곳 역시 엄마들의 눈으로 관심을 갖고 참여해야 올바른 먹을거리를 지킬 수 있는 것 같다.

한편 좋은 재료를 준비했다고 하더라도 조리 과정이 나쁘면 건강식의 의미도 퇴색하게 된다. 우선 주방에서 식용유와 인공 조미료(미원뿐만 아니라 다시다까지)를 싹 치운다. 냉장고를 열어서 인스턴트와 패스트푸드, 냉동식품 등도 모두 없앤다. 음식 재료는 가능하면 모두 유기농산물로 바꾸기를 권한다. 나는 생협 것을 먹는데, 요즘은 유기농산물을 구입할 수 있는 곳이 많으므로 편리하고 믿을 만한 곳을 선택하면 된다. 채소와 과일류만 바꿀 것이 아니라 된장, 고추장, 소금 등 조미료까지 모든 먹을거리를 바꾸어야 효과적이다. 유기농 감자를 일반 식용유에 볶는다면 비싼 유기농산물을 먹는 보람이 반감되지 않을까?

소금 간을 할 때는 일반 볶은 소금 대신 굵은 소금을 통에 담아 녹여서 쓴다. 이렇게 하면 맛이 깔끔하고 담백하다. 또한 인공조미료 대신 천연 조미료와 육수를 만들어놓고 사용하면 좋다. 다시마, 새우, 멸치 중 아이에게 알레르기 반응이 없는 것을 골라 깨끗이 골라내고 말린 다음 국이나 찌개 등을 끓일 때 사용한다. 팔팔 끓인 물에 무, 대파, 양파, 다시마, 새우(새우 알레르기가 있을 때는 멸치를 사용한다), 황태를 넣어 2시간 이상 우려낸다. 내 경우에는 보통 전날 저녁에 담가놓았다

어묵 만들기

아이들이 잘 먹는 어묵 역시 집에서 손쉽게 만들 수 있다. 생선의 비린 맛을 싫어한다면 양파, 배, 마늘, 무를 각각 200g씩 준비하고 생강 20g을 잘 갈아서 즙을 내어 생선을 담가두거나 그 즙으로 어묵을 반죽하면 된다. 남은 즙은 냉장고에 넣어두었다가 다른 생선요리를 할 때 쓰면 된다.

· 재료 : 흰살 생선 1마리(동태나 대구), 찹쌀가루 1/4컵, 우리밀가루 1/2컵, 생강가루 약간, 양파 1/2개. 대파 1개, 마늘 1통, 당근 다진 것 약간, 소금 약간

① 생선은 머리와 내장을 제거하고 잘 손질해둔다.

② 블렌더에 생선을 뼈째 넣고 양파, 파, 마늘과 같이 곱게 간다.

③ ②에 찹쌀가루와 우리밀가루, 생강가루를 섞어 잘 치댄다. 이 때 반죽이 너무 질어지지 않게 주의한다. 전을 부칠 때보다 되직한 정도가 좋다. 당근 다진 것, 대파 다진 것을 넣어 섞고 소금간을 한다.

④ 미리 달군 프라이팬에 기름을 두르고 ③을 올려 얇게 부쳐낸다.

가 다음날 아침에 쓰곤 한다. 20년 된 설렁탕 집에서 배워 온 육수의 비법인데, 국 끓일 때 사용하면 감칠맛과 개운한 맛이 나서 좋다. 냉장실에 넣어두면 일주일 정도는 사용할 수 있다.

매 끼 반찬 걱정 없이 살려면 밑반찬을 든든하게 만들어두는 게 최고다. 나는 주로 장아찌를 담가 먹는다. 장아찌 몇 가지만 제대로 장만해도 1년 반찬 걱정이 싹 사라진다. 국이나 찌개만 끓여도 부족할 것 없는 밥상이 되기 때문이다. 장아찌라고 하면 번거롭고 손이 많이 갈 것 같아 처음에는 엄두가 나지 않지만 사실은 전화로 설명해도 얼마든지 따라할 수 있을 정도로 쉽다. 우리 승우는 특히 도라지장아찌를 좋아해서 이제는 없으면 먼저 찾을 정도가 되었다.

처음에는 고기 빼고, 달걀 빼고, 인스턴트 음식 빼고 나니 해먹을
만한 게 없었다. 달걀 하나로도 달걀 프라이, 달걀찜, 달걀말이 등등
반찬이 수십 가지는 나오는데, 요리를 못하는 나 같은 사람은 도대체
뭘 해먹고 살아야 하나 고민하던 시절이 있었다. 자연건강법을 누구보
다 열심히 잘 실천했으니 살림도 야무지게 잘 할 거라고 생각하는 사
람들이 많은데 실은 칼질하는 솜씨가 갓 결혼한 새댁에도 못 미칠 정
도로 서툴다. 좀 부끄러울 때도 있긴 하지만 다른 엄마들이 나를 보면
서 '나처럼 살림 못하는 여자도 얼마든지 저렇게 할 수 있구나' 하는
희망을 가지기도 하는 것 같다.

사실 처음에는 아이의 풍욕과 냉온욕 때문에 어떻게 하면 살림과
요리를 간편하게, 더 빨리 할 수 있을까를 고민하다 보니 대강, 후닥닥
해치우는 '능력'을 갖게 된 것 같다. 다섯 번 이내로 손이 가도록 조리
과정을 간단하게 하고, 가급적 칼을 적게 사용하며, 가스레인지 사용
도 자제하는 편이다. 기름은 웬만해서는 거의 사용하지 않는다. 사용
하더라도 들기름이나 참기름을 약간 쓰는 정도다. 이렇게 하면 재료가
갖고 있는 영양소를 파괴하지 않고 섭취할 수 있어서 좋고, 손이 덜 가
니 시간과 노력이 절약되어서 좋고, 마지막으로 연료와 기름을 적게
쓰니 환경을 지키는 데 작은 도움이라도 되는 것 같아 좋다.

나는 항상 무언가로 인해 바쁘게 움직이는 사람이고, 또 살림도 제
대로 못하는 사람이지만 어묵이나 도토리묵, 두유나 두부, 떡 같은 것
을 직접 만들어 먹는다. 시중에서 파는 음식들이 '가짜 국산'이거나
유해 첨가물이 잔뜩 들어가 있어서 믿을 수 없기 때문이기도 하고, 또

양파장아찌

· 재료 : 식초, 양파, 육수(만드는 법은 본문 ○○○쪽), 소금 약간

① 유리병에 껍질을 벗기고 씻은 양파를 담고 양파가 잠길 정도로 식초를 붓는다.

② 양파의 매운 맛이 가시면 식초를 반 정도 따라내고 육수를 따라낸 분량만큼 붓는다.

③ 소금으로 간하고 냉장실에 넣어두었다가 2주 정도 지난 후 먹으면 된다.

깻잎장아찌

많은 양을 할 때는 육수를 사용하지 않고 액젓에 담가서 뒤집어주면 숨이 죽으면서 간이 밴다.

그러나 적은 양을 할 때는 액젓과 육수를 함께 사용해야 짜지지 않는다.

· 재료 : 깻잎, 까나리 액젓. 마늘, 양파, 육수

① 깻잎을 잘 씻어서 물기를 뺀다.

② 마늘과 양파는 얇게 편 썰기로 자른다.

③ 그릇에 깻잎을 담고 사이사이에 마늘과 양파를 넣는다.

④ 액젓과 육수를 1:1비율로 부어서 깻잎이 잠기게 붓고 하루가 지난 후부터 먹는다.

도라지장아찌

고추장만 맛있으면 별다른 양념 없이 맛있게 먹을 수 있다. 도라지에 하얗게 끼는 것이 생기는 데, 꺼내 먹을 때마다 잘 눌러놓고 냉장보관을 잘하면 덜 하다. 내 경우에는 고추장에 도라지와 마늘을 함께 넣어두니 괜찮았다.

· 재료 : 도라지, 고추장

① 도라지는 손질을 잘 해서 껍질을 벗긴다.

② 고추장에 묻어두었다가 간이 배면 꺼내어 먹는다.

마늘장아찌

식초 대신 된장이나 고추장에 마늘을 넣어두었다가 꺼내 먹어도 맛있다. 연한 마늘을 까서 한 달 반 정도 넣어두면 된다. 삼겹살을 먹을 때 식성에 따라 고추장 마늘이나 된장 마늘을 곁들여 먹으면 한층 맛있게 먹을 수 있다.

· 재료 : 마늘, 식초, 육수, 소금

① 봄에 연한 마늘을 구해 한 통씩 잘 다듬는다.

② 손질한 마늘을 그릇에 담고 잠길 정도로 식초를 부어둔다.

③ 2주 정도 지나 아린 맛이 없어지면 식초를 반 정도 따라내고 육수를 부은 다음 짭짤할 정도로 소금 간을 한다.

④ 한 달 정도 실온에 보관했다가 먹으면 된다.

매실장아찌

우리 집에서 매실 장아찌를 먹어본 사람들은 꼭 한번 담가 먹겠다고 이야기할 정도로 인기가 있다. 매실에서 뺀 씨는 두통에 시달리는 남편에게 좋은 선물이 될 것이다. 매실을 담아두었던 설탕물은 초장을 만들 때 사용하면 좋다.

· 재료 : 청매실, 매실과 동량의 설탕, 고추장

① 매실의 씨를 뺀다.

② 씨를 뺀 매실과 설탕을 1:1비율로 섞어서 유리병에 담아둔다.

③ 2개월 정도 지나 매실 효소가 다 되면 매실만 꺼낸 다음 고추장에 넣어둔다.

④ 2주 정도 지난 뒤에 꺼내 먹는다.

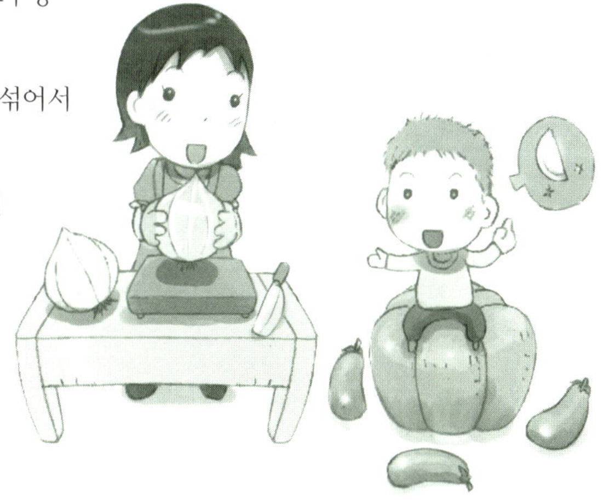

하나는 내 아이에게 엄마의 정성을 담은 음식을 먹인다는 뿌듯함 때문이기도 하다. 또한 이런 음식들이 '번거롭고 힘들다'는 선입견을 갖고 있는 사람들이 많은데 내가 소개한 요리법을 보면 꼭 그렇지만도 않다는 것을 알게 될 것이다.

후닥닥 싸는 초간편 도시락

아이를 데리고 여기저기 다니다 보면 수없이 많은 음식점을 지나치게 된다. 그 수많은 음식점 중에 내가 마음 놓고 사먹을 수 있는 곳은 없었다. '먹을 곳 없다'는 생각보다는 '다른 사람들은 저런 음식을 먹고 건강할 수 있을까' 하는 안타까움이 앞선다. 주위 식당 가운데 인공 조미료를 안 쓰는 곳이 있는지 한번 알아본다면 아마도 거의 없을 것이다. '미원'만 인공 조미료라고 생각하는 사람도 있는데, 그렇지 않다. '다시다'도 안 쓰시냐고 물으면 대개는 다시다는 조금 쓴다고 하는 분들이 많다. 인공 조미료뿐만 아니다. 설탕은 또 얼마나 많이 쓰는지…. 흰 설탕을 많이 먹게 되면 혈액이 산성화되고 칼슘이 많이 빠져나가게 된다. 그러니 성장기 아이에게는 고기를 한 끼 먹이는 것보다 설탕이 들어가지 않은 음식을 먹이는 일이 훨씬 가치 있는 것이 아닌가 싶다. 내가 이런 것을 몰랐으면 모를까, 아는 이상 그대로 먹일 수는 없는 일 아닌가.

심지어 내 생일에도 외식하자는 남편을 설득해 집에서 직접 밥상을 차렸다. 생일상 메뉴는 고구마나물, 토란나물, 돌나물, 새우볶음, 깻

야채 주먹밥과 김밥

냉장고 안의 자투리 야채들을 다진 다음 프라이팬에 소금 간을 해서 볶는다. 야채에서 국물이 배어 나오면 밥을 넣고 볶다가 물기가 없어지면 불을 끈다. 손으로 만질 수 있는 온도로 식으면 아이와 같이 손으로 꼭꼭 눌러서 원하는 모양으로 뭉친 다음 예쁜 도시락에 넣어 가면 된다. 김밥은 볶음밥이 다 된 뒤에 김에 말아서 적당한 크기로 썰면 된다. 아이와 함께 만들면 자신이 만든 음식이라 더 애착을 보인다.

김치 주먹밥

김장 김치가 있으면 김치를 살짝 씻어서 다진다. 프라이팬에 들기름을 살짝 두르고 밥을 넣고 볶다가 다진 김치를 넣어 볶는다. 밥이 식으면 아이와 함께 손으로 꼭꼭 눌러서 주먹밥을 만든다.

잡곡 주먹밥

잡곡밥에 소금 간을 한 다음 아이 주먹보다 약간 크게 뭉친다.

잎볶음, 카레, 김치, 잡곡밥이었다. 나물 반찬만 가득한 밥상이었지만 외출복을 입고 화장을 하고 남편과 마주앉으니 근사한 기분이 들었다. 내가 너무 좋아하니까 남편이 그렇게 좋으냐며 핀잔을 줄 정도였다. 사실 식당에 가면 승우도 돌봐야 하고 음식에도 마음이 쓰여서 그렇게 마음 놓고 밥을 먹을 수가 없다.

부부끼리의 외식은 안 하면 그만이지만 결혼식이나 돌잔치에 가야 할 때는 참 난감하다. 이럴 때는 안 갈 수도 없으니 내 나름대로의 해결책이 바로 도시락을 싸는 것이다. 얼마 전 후배의 결혼식에 갈 때도

고구마 젤리

· 재료 : 고구마 한 개

① 고구마를 굽는다.

② 구운 고구마를 얇게 썬 다음 하루 정도 햇볕에 꾸덕꾸덕하게 말린다.

③ 그냥 먹거나 냉동실에 차게 보관해 두었다가 먹는다.

수수부꾸미

수수는 단백질과 지방이 풍부하며 성질이 따뜻해 위와 장을 보호해준다. 설사, 천식, 냉방병으로 인한 기침에 좋다.

· 재료 : 수수가루 반 컵, 팥 1/4컵, 소금

① 수수가루에 물을 넣어서 걸쭉하게 반죽한다.

② 팥은 물에 불렸다가 물기가 없도록 삶아서 조청이나 꿀을 넣는다.

③ 프라이팬을 중불에 달군 다음 ①의 반죽을 한 수저씩 떠놓고 앞뒤로 익힌다.

④ 익은 수수에 ②를 얹어서 접시에 담아 내놓는다.

현미쑥버무리

· 재료 : 쑥 100g, 현미가루 반 컵, 소금 약간

① 쑥은 데쳐서 물기를 빼둔다.

② 현미가루에 데쳐 놓은 쑥을 골고루 섞는다.

③ 소금을 약간 넣어서 간을 한다. 설탕을 조금 넣어도 되지만 가급적 넣지 않는 것이 좋다.

④ 냄비에 스테인리스 소쿠리를 놓고 ③을 넓게 펴서 얹은 뒤 7~8분 정도 찐다.

⑤ 젓가락으로 찔러 보아 묻어나지 않으면 불을 끈다.

현미쑥개떡

쑥에는 플라보노이드라는 성분이 들어 있어 위 점막을 보호하고 위산을 억제해준다. 비타민, 철분, 인 등 평소 식생활에서 섭취하기 어려운 성분이 많이 들어 있으며 차고 습한 것을 보해주는 효능을 갖고 있다. 피부 건조, 호흡기 질환, 각종 알레르기 증상, 위장병 등을 예방하고 치료

해주기 때문에 특히 아토피 아이들에게 좋은 식품이다.

· 재료 : 쑥 300g, 현미가루 3컵, 소금 약간

① 현미는 6시간 정도 물에 불렸다가 방앗간에서 가루를 내둔다. 가루를 낼 때 소금을 약간 넣
  으면 편리하다.
② 쑥은 삶아서 건져둔다.
③ 현미가루에 물을 넣어서 수제비 반죽 정도로 치댄다. 많이 치댈수록 쫄깃해진다.
④ ③의 반죽을 한 입 크기 정도로 동그랗게 만들어서 냉장고에 보관했다가 먹기 직전에 꺼내
  어 중불에 프라이팬을 달군 뒤 기름을 두르지 않고 익혀도 되고 쪄내도 된다.

감자칩

감자는 체내의 나트륨 성분을 빼앗아 가므로 소금을 함께 먹는 것이 좋다. 감자는 저칼로리
식품으로 조림, 볶음 요리에 활용하면 좋은데 주의할 점은 기름에 튀겨내면 지방 함유량이 높
아지므로 튀기는 조리법은 피하는 것이 좋다. 감자 대신 고구마를 같은 방법으로 조리해도 맛
있다.

· 재료 : 감자 1개, 소금 약간

① 감자를 잘 씻어서 껍질째 얇게 썬 다음 소금을 살짝 뿌린 후 간이 배면 물로 한번 씻어내어
  전분을 없앤다.
② 오븐이나 프라이팬에 앞뒤로 노릇하게 굽는다.

쌀강정

· 재료 : 쌀 뻥튀기, 설탕, 물엿이나 조청

① 설탕, 물엿, 물을 5:5:1의 비율로 넣어서 중간 불에서 젓지 말고 물이 증발할 때까지 끓여 강
  정용 시럽을 만든다.
② 쌀 뻥튀기 2컵에 따뜻한 시럽 1/4컵을 부어 잘 섞어준다.
③ 사각 스테인리스 쟁반에 퍼서 굳힌다.
④ 완전히 굳은 후 썰어서 접시에 담아 내놓는다.

생일 떡 케이크

아이의 생일에 시판 케이크 대신 떡으
로 케이크를 만들어주면 좋다. 또한 꼭
생일이 아니더라도 또래 아이 여럿이
모일 때 간식으로 내놓으면 아이 엄마
들과도 함께 나눠먹을 수 있어
좋다.

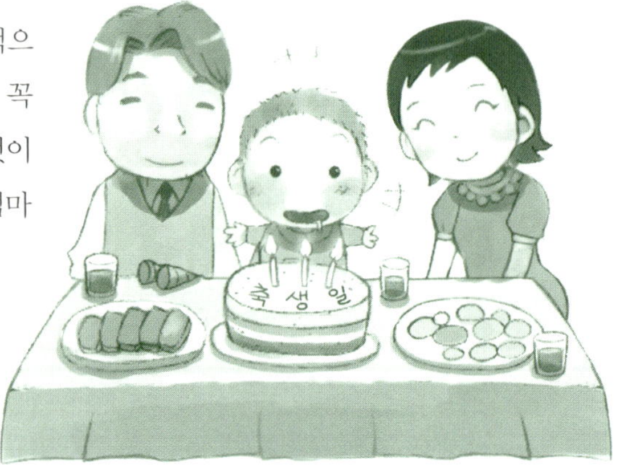

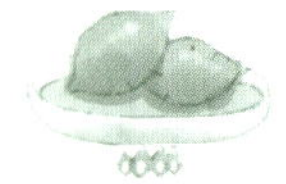

1) 고구마를 굽는다

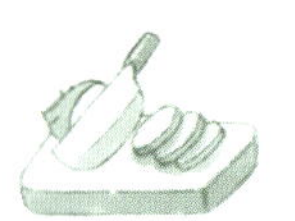

2) 구운 고구마를 얇게 썬다

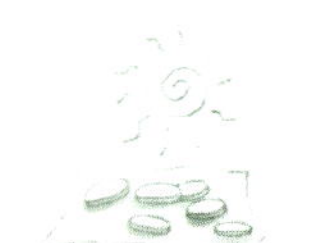

3) 하루 정도 햇볕에 꾸덕꾸덕
   하게 말린다

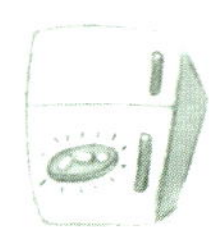

4) 냉장실에 차게
   보관해 두었다가 먹는다

· 재료 : 현미 멥쌀가루, 소금 약간, 서리태 약간, 치자 우린 물,
　　　　당근즙, 흑미가루

① 치자 한 알을 물에 우려내고 당근을 즙을 내어둔다.

② 서리태는 물엿을 넣고 조린다.

③ 준비한 현미가루의 1/3에 치자 우린 물을 넣어 노란색으로
　 물들인다.

④ 1/3의 현미가루는 당근즙을 섞어 붉은색으로 물들인다.

⑤ 떡시루나 스테인리스 소쿠리에 면보자기를 깐 다음 노란색,
　 흰색, 붉은색, 흰색 순서로 켜켜이 가루를 쌓는다.

⑥ 맨 위에 서리태로 '축 생일' 이라는 글자를 새긴 다음 15분
　 정도 찐다.

⑦ 젓가락으로 찔러보아 가루가 묻어나오지 않으면 불을 끈다.

전 부치고, 과일도 싸고, 떡도 찌고, 반찬도 싸서 든든하게 도시락을 챙겼다. 다른 때는 몰라도 이런 잔치에 갈 때는 평소에 자주 해먹지 않는 음식까지 한두 가지 더 준비해 도시락을 싸가야 다른 사람들이 먹는 음식에 관심을 갖지 않기 때문이다. 밥은 식당에서 쉽게 구할 수 있을 것 같아 안 챙겨갔는데, 피로연 음식이 스테이크였다! 밥이 없으니 우리 승우는 전과 떡과 과일로 배를 채울 수밖에…. 승우에게 미안한 생각이 들어 그날 난 또 승우에게 구차한 변명을 하고 말았다. 도시락을 싸는 이유와 먹을거리를 가리는 엄마의 생각에 대해서….

간혹 가족 모임에서 피치 못하게 외식을 하러 나가는 경우도 있다. 이럴 때는 승우와 대화를 해본다. "승우야, 지금 엄마 아빠는 어른들과 밖에서 식사를 해야 하는데, 엄마는 이럴 때가 참 싫고 어렵단다. 엄마는 어른들께 해야 할 도리가 있는데, 외식할 때 밥을 잘 먹는 것도 거기 포함된단다. 엄마는 승우가 밥과 엄마가 싸간 반찬 정도만 먹기를 바라는데…. 승우가 엄마를 이해해주었으면 좋겠다. 승우는 어떻게 할 거니?" "그냥 밥 먹을게." 이럴 때 승우가 승낙을 하면 나름대로 위로를 받게 된다. 이런 이중적인 생활이 빨리 끝나야 할 텐데…. 어딜 가나 안심하고 밥을 먹을 수 있는 사회가 되어야 할 텐데…. 이런 생각이 절로 든다.

요즘은 밥도 안심하고 먹이기에는 위험하다는 생각이 든다. 값싼 수입쌀들이 유통되고 있는데다 수입 과정에서 어떤 화학 물질이 첨가되었을지 모르기 때문이다. 언젠가 한번은 밥이 없어서 김밥을 승우에게 준 적이 있다. 승우가 그 김밥을 먹지는 않고 만진 손으로 눈을 비벙는데, 그만 눈 주위가 벌개지면서 퉁퉁 부어 올랐다. 다행스럽게 시간이 지나면서 부기가 가라앉았지만 '밥도 믿을 수 없다'는 생각을 갖게 만들기에 충분했다.

가볍게 야외로 나갈 때도 도시락을 싸면 마음이 한결 편하다. 다른 사람들은 번거로워서 매번 어떻게 도시락을 싸느냐며 눈이 휘둥그레지지만 식당에 가서 밥 먹는 것보다 쉬운 일이다. 그냥 밥에 김치만 싸 가도 밖에 나가서 먹으면 더 맛있는 것 같다. 화려하고 특별하게 만든 도시락만 생각하지 말고 소박하게 반찬 몇 가지(장아찌 한두 가지와 김치, 마른 김 정도면 충분하다) 준비한다면 도시락을 싸는 것이 힘들지 않다. 아니면 남은 밥과 냉장고 속의 야채 몇 가지를 꺼내 볶음밥이나 주먹밥을 만들어도 된다. 아이와 오붓하게 꺼내 먹는 도시락은 영양 면에서도, 위생 면에서도 조미료와 설탕 범벅인 식당 음식과 비할 바가 못 된다.

불편하고 느리게, 진짜 웰빙의 시작

나는 7세까지의 건강이 평생 건강을 좌우한다고 생각한다. 요즘 엄마들의 관심사는 온통 교육 문제인 것 같다. 서점에서도 아이 교육과 관계된 책들이 가장 많이 팔리고, 다른 건 몰라도 교육 사업만큼은 망하지 않는다고 할 정도로 우리나라 엄마들의 교육열은 엄청나다. 하지만 내 생각은 좀 다르다. 비싼 교육을 시키기 전에 아이의 건강부터 돌봐주어야 한다고 생각한다.

정말 쉬운 천연 염색법

식물 염색제 만들기

① 염색하고 싶은 열매나 식물(치자, 쑥, 양파, 포도껍질)에 물을 2.5배 정도 더 부어 끓이기 시작한다.

② 한번 끓어오르면 불을 은근하게 줄여서 1시간 정도 조린다.

③ 물이 처음 분량의 반으로 줄어들면 체에 걸러서 물만 받아둔다.

④ ③의 건더기에 물 1.5배를 새로 부어서 끓인다.

⑤ 물이 반으로 졸아들면 체에 걸러서 ③의 물과 합쳐 사용한다.

매염제 만들기

약국에서 명반을 구입해서 사용한다. 아이 옷을 염색할 때는 물 4ℓ에 명반 80g을 희석해서 사용하면 충분하다.

염색하기

① 염색액을 따뜻하게 데운 뒤 약 20분 동안 옷을 치댄다.

② 매염제에 약 15분간 옷을 치댄다.

③ 옷을 물에 헹군 뒤 그늘에서 말린다.

④ 더 선명한 색으로 염색하고 싶으면 ①~③의 과정을 여러 번 반복한다.

가끔 자연건강법과 아토피에 관한 강의를 하러 나가면 "우리 할머니는 인공 조미료 많이 드셨는데 아흔까지 정정하게 살다 가셨다"면서 먹을거리가 그렇게 중요하냐고 반문하기도 한다. 그 할머니가 어린 시절을 보낸 환경과 지금 우리 아이들이 자라는 환경은 천지차이다. 지금 우리 아이들은 콘크리트 벽 속에 갇혀서 땅을 밟을 기회조차 없이 자란다. 게다가 모유 대신 분유를, 텃밭에서 자란 신선한 채소 대신 스트레스 받고 자라는 동물의 고기와 온갖 유해물질이 들어 있는 가공 식품을 먹고 있다. 그런 아이들이 과연 어린 시절 흙집에서 맑은 공기와 좋은 채소를 드시며 자라난 할머니처럼 건강과 장수를 누릴 수 있을까? 그분들은 적어도 젊은 시절, 아니 최소한 평생 가장 중요하다고 생각하는 7세까지는 '웰빙'으로 사셨던 분들이다. 그래서 어른이 된 뒤에 안 좋은 식생활을 하면서도 건강을 어느 정도 유지하실 수 있었던 것이라고 생각한다.

승우는 갓난아기 때부터 지금까지 주로 헌옷을 입고 살았다. 어렵게 얻은 아이이다 보니 친정이나 시댁에서 아이 것이라면 뭐든 좋은 것으로 사주시려고 했다. 하지만 나는 극구 사양하고 반대로 아기에게 필요한 모든 용품과 옷을 헌 것으로 구해놓았다. 새 옷의 경우에는 옷에서 독소가 나온다는 이야기를 들었기 때문이다. 옷에 있는 화학약품이 빠지려면 최소한 20회 이상 세탁을 해야 한다고 한다. 천 기저귀까지 사촌 오빠에게 물려받아 썼다. 늘 목이나 손목 둘레가 늘어나 있거나 보풀이 나 있는 헌옷만 입히니 친정 엄마는 "하나밖에 없는 아이, 그렇게 남한테

황토 1kg 한 봉지면 아이 옷 몇 벌을 염색할 수 있다. 염색할 때 사용하는 황토는 인터넷에서 쉽게 구할 수 있다.
물 3ℓ에 약간 짭짤할 정도로 소금을 섞어주는데, 이것이 매염제 역할을 한다. 그 물에 황토 1kg를 풀고 황토물에 충분히 옷을 치대서 햇볕에 잘 말린다. 이 과정을 여러 번 반복하면 좀더 선명한 색을 얻을 수 있다. 염색이 끝난 뒤에는 세탁을 해서 입힌다.

얻어 입혀야겠냐”며 싫어하셨다. 태어나서 그때까지 한번도 새 옷을 입힌 적이 없어서 ‘내가 너무했나, 그래도 한번쯤은 새 옷 입혀봐야지’ 싶어 꺼내 입혔더니 금세 발진이 생기면서 가려워하는 것이었다. 막연하게 안 좋을 것 같아 새 옷을 입히지 않았는데 확실하게 몸으로 새 옷이 좋지 않다는 걸 증명한 셈이었다. 아토피 아이라면 헌 옷, 그 중에서도 특히 속옷은 가능한 헌 옷으로 입히라고 권하고 싶다.

지금은 승우도 많이 컸고, 아토피도 좋아져서 새 옷을 입힐 때도 있다. 하지만 옷을 살 때는 가능한 한 면으로 된 흰색 옷을 구입해서 직접 염색해 입힌다. 염색된 옷에는 흰옷에 비해 더 많은 화학물질이 사용되기 때문이다. 아이의 아토피도 문제이지만 요즘은 그보다 염색된 옷을 사 입지 않음으로 인해 공장에서 유해물질을 덜 사용하기를 바라는 마음도 있다. 환경이 오염될수록 우리 승우처럼 아픈 아이들이 늘어날 것 같아서이다.

언젠가는 속옷에 포도 염색을 해주었는데, 목욕탕에 들어가자마자 옷을 급하게 벗는 것이다. 목욕탕에서 물건을 파는 아주머니를 찾더니 “아주머니, 이거 포도 염색한 거예요”라고 자랑하는 것이 아닌가. 아주머니가 제대로 알아들을 때까지 몇 번이나 반복한 것으로도 모자랐는지, 모르는 사람들에게도 한참을 자랑했다. 다른 아이들처럼 알록달록 예쁜 옷을 입히지 못해 가끔 미안한 마음도 들었는데 승우가 엄마의 정성을 자랑스럽게 생각하고 좋아해주니 대견스러웠다.

남들에게 이런 이야기를 해주면 내가 천연 염색을 따로 배우고 공부한 줄로 아는 경우가 많다. 천만의 말씀이다. 그 흔한 강좌나 체험

한번도 받아본 적이 없다. 다만 몇 년 전 여름, 포도 껍질이 하도 많이 나와서 버리기 아깝다는 생각이 들었고, 그걸 여름 내내 모아놓은 것이 계기가 됐다. 인터넷에서 식물 염색 방법을 뒤져보니 생각보다 쉬울 것 같았다. 몇 번의 시행착오 끝에 그럴 듯하게 염색할 수 있게 된 것뿐이다.

승우 때문에 깨끗한 먹을거리를 구하다 보니 자연히 유기농산물을 찾게 되었고 새 옷만 입어도 반응이 생기니 헌옷을 입힐 수밖에 없었다. 세탁할 때는 세제 없이 삶거나 친환경 세제를 소량만 사용했다. 새집증후군이 무서워서 낡은 집으로 이사했고 전자파를 최소화하기 위해 TV와 전자레인지를 없앴다. 공기청정기 대신 방마다 숯을 놓아두었다. 간혹 승우에게 아토피가 없었다면 어떻게 살았을까 하는 상상을 해본다. 일주일에 한두 번은 외식을 했을 테고, 조금만 아프면 병원에 다니며 약을 먹었을 것이다. 남들처럼 편리함을 추구하며 뭐든 '적당히' 하는 그런 생활을 하지 않았을까 하는 생각이 든다. 하지만 심한 아토피를 앓는 아이 때문에 조금만 잘못 다뤄도 흠집이 나는 귀한 보석을 다루듯, 그렇게 아이를 키워야 했다. 먹을거리부터 생활환경과 습관까지 모든 것을 다시 점검했다. 결론은 자연에 가까운 친환경적인 삶이었다.

주변 사람들은 깨끗해진 승우의 피부를 보면서 아이 피부 같지 않게 탄력이 있다는 이야기를 하면서도 "언제까지 이렇게 키워야 되느냐" "애도 이젠 이것저것 먹으면서 내성을 길러야 한다"고 한다. 다른 것도 아니고 아이의 건강을 위한 것인데도 사람들은 '남들 하는 대로'

아무렇게나 먹이기를 권하는 것이다. ‘그냥 다 먹이라’ 는 사람들에게 7세까지의 식습관이 왜 중요한지를 설명하곤 한다. 자연건강법의 성패는 생활습관으로 받아들이고 지속하느냐, 치료를 위한 ‘일시적인 인내’ 로 받아들이느냐에 달려 있는 것 같다. 하지만 아토피가 아니더라도 깨끗한 먹을거리와 친환경적인 생활을 시작하는 사람들이 계속 늘어나고 있다.

아토피 가족 역시 남들보다 조금 더 빨리 건강 생활을 시작할 뿐이라고 생각하면 좋겠다. 오히려 아토피 덕분에 다른 심각하고 무서운 질병을 얻기 전에 생활을 바꿀 수 있어 다행이라고 하면 억지일까? 나는 지금 아이의 아토피 때문에 지금까지의 생활 습관을 유지하려고 애쓰는 것이 아니다. ‘아토피가 낫는 것’ 보다 더 큰 꿈이 있다. 그건 바로 ‘건강한 아이로 자라는 것’ 이다. 건강하게 자라면 당연히 아토피는 사라지게 되어 있다.

세상의 모든 아이들을 위해

아토피가 많이 좋아졌을 즈음 승우를 안고 집안 결혼식에 참석한 적이 있다. 내 생각에는 명현의 끝자락이라 데리고 다닐 만하다고 생각했는데, 집안 식구들은 승우의 얼굴을 보고는 "아이가 왜 그러냐?"고 물은 뒤 아무 말도 하지 않았다. 그 후로 바빠서 자주 얼굴을 보지 못하다가 1년이 지난 후 집안 행사에 나가게 되었다. 친정 큰오빠가 승우를 안고는 "동생 애 많이 썼네. 내가 작년에 봤을 때는 이 아이가 살까 싶기도 하고, 살아도 사람 구실이나 할 수 있을까 싶어 아무 말도 못했는데. 어렵게 낳은 아이라 장하다고 생각했는데, 아이를 보니 심난해서 뭐라고 말할 수가 있어야지. 그런데 이 아이가 이렇게 컸어? 야, 정말 대단하네. 너 정말 애 많이 썼다"고 감탄했다. 그때 아이를 안고 기뻐하던 오빠의 모습이 지금도 눈에 선하다. 한동안은 승우 얼굴을 다시 떠올리기도 싫었다는 오빠의 말이 이해가 된다. 승우의 얼굴을 보고 뒷걸음치는 사람들을 숱하게 만났는데, 그 심정을 모를까?

승우의 아토피 덕분에 건강과 가족의 소중함도 깨닫게 되고, 좋은 환경과 깨끗한 먹을거리에 대한 생각도 많이 하게 됐다. 그래서 승우가 아토피였던 것을 오히려 고맙게 생각한다. 평지만 걸어온 사람은 그 길이 편하다는 생각보다는 지루하고 재미없다고 느낄 것이다. 하지만 험한 산행을 마치고 평지에 내려선 사람에게는 그 길이 더없이 반갑고 편안하지 않겠는가. 나는 승우와 함께 높은 산과 깊은 골짜기를 헤매다가 드디어 평지로 나온 것 같다. 그것도 3년씩이나 죽을 고생을 하며 헤매다 나온 터여서 평지를 만난 반가움은 말로 표현하기 어려울 정도다. 아토피 덕분에, 그리고 자연건강법 덕분에 얻게 된 행복이 너무 커서 지난 3년간의 고생이 참으로 값지고 소중한 경험이었다고 생각한다. 아토피를 이겨냈을 뿐만 아니라 덤으로 '온 가족의 건강' 까지 얻었으니, 도라지 캐러 갔다가 산삼을 얻어 온 기분이다.

개인적으로는 행복을 얻었지만 아직도 아토피를 앓고 있는 많은 아이들을 생각하면 가슴 답답한 일이 한두 가지가 아니다. 어린아이 4명 가운데 1명꼴로 아토피를 갖고 있다고 한다. '아토피 산업' 이란 말이 있을 정도로 수많은 관련 제품이 쏟아져 나오고 있고, 소아과에서도 감기 환자 다음으로 아토피 환자가 많다고 한다. 아토피 때문에 이민을 가는 사람들도 늘고 있다. 이제 아토피는 '국가적 질병' 이라고 불리도 손색이 없을 정도다. 이런데도 정부에서는 아토피 환자를 위한 이렇다할 대책을 하나도 내놓은 것이 없다.

국가가 나서서 해결해야 할 가장 중요한 문제는 '환경' 이라고 생각한다. 세상의 모든 아토피 아이들은 어쩌면 어른들의 환경 파괴 때문에 그렇게 아프게 된 것일지도 모른다. 강원도에 가 있으면서 맑은 공기와 깨끗한 물이 얼마나 소중한 것인지 깨달았기 때문이다. 최소한 더 이상의 생태계 파괴만이라도 막아주었으면 한다. 그리고 소박하게는 공기 좋은 산 속에 아토피 환자를 위한 요양시설을 지어주었으면 한다. 이 요양시설에서 극도로 지친 아토피 환자들과 그 보호자들이 유기농 식단을 제공받으며 잠시라도 쉴 수 있으면 참 좋을 것 같다.

아토피 아이를 키우는 엄마라면 먼저 작은 것부터라도 환경을 지키기 위한 실천을 했으면 좋겠다. 기름진 음식 덜 해먹기, 일회용 물건 안 쓰기, 세제 적게 쓰거나 안 쓰기, 휴지 아껴 쓰기, 천 기저귀 사용하기, 천 생리대 사용하기, 음식 쓰레기 줄이기, 에어컨을 비롯한 전자제품 덜 쓰기…. 이 정도만 해도 환경 운동가 못지않은 훌륭한 실천가가 될 것이다. 특히 일회용 기저귀와 일회용 생리대는 환경오염도 문제이지만 무엇보다 생식 관련 기능에 심각한 손상을 줄 수도 있기 때문에 사용하지 않기를 간곡하게 권한다.

최근 학교 급식에 관한 이야기가 아토피 모임의 화제로 오른 적이 있다. 아직 아이가 어리다면 학교 급식이 먼 이야기처럼 들릴 수도 있다. 하지만 법률 하나 개정하고 만드는 데 몇 년씩 걸리는 걸 생각하면 지금부터 엄마들이 나서야 내 아이가 학교에 들어갈 즈음에는 제대로 된 급식을 먹을 수 있게 된다. 나를 비롯한 몇 명의 엄마가 학교 급식법 개정과 조례 제정을 위한 시민운동에 힘을 보태기로 했다. 이 운동의 요지는 학교 급식에 친환경 국산 농산물을 사용하게 하자는 것이다. 만약 지금처럼 저가 낙찰제로 급식이 운영된다면 틀림없이 형편없는 저가의 수입 농산물이 사용될 것이다. 일본과 미국의 경우에도 학교 급식에는 자국의 농산물을 직접 공급한다고 한다. 정치인들이 내 뜻대로 안 움직여주니, 엄마들이 직접 나설 수밖에 없다. 내 아이뿐만 아니라 모든 아이들이 좋은 음식을 먹고 건강하게 자라나기를 바란다. 그 아이들이 사회의 구성원이 되고, 내 아이 역시 그 아이들 속에 섞여 오랫동안 함께 살아가야 할 테니, 내 아이와 다른 아이가 공동의 운명체처럼 묶여 있다는 생각이 든다. 어른들의 상술에 아이들이 병드는 사회, 이걸 알고도 내버려둔다면 어른으로서의 직무 유기가 아닐까? 하루빨리 우리나라의 모든 어린이집과 유치원, 학교의 급식이 유기농 식단으로 바뀌도록 사회제도적인 지원이 뒤따랐으면 좋겠다.

안심하고 먹일 수 있는 먹을거리가 너무 없다는 것도 아토피 엄마들을 힘들게 한다. 동네 슈퍼에 가서도 그 넘치는 상품 가운데 내 아이에게 먹일 수 있는 게 한 가지도 없다는 사실에 놀라게 된다. 이게 우리나라의 현실이다. 게다가 먹지 못할 화학 성분이나 저질 원료로 음식을 만드는 기업, 싸구려 수입 농산물을 국산으로 속여 파는 백화점, 해로운 식품 첨가물을 잔뜩 넣어 과자를 만들어 파는 제과업계…. 더군다나 불량식품 관련 사건들이 줄기는커녕 꼬리에 꼬리를 물고 계속 이어지니 안심하고 먹을 수 없는 세상이 되어버렸다. 그러니 요즘 아이들이 병원에 그처럼 자주 들락거리는 것이 당연하지 않을까? 그 나라의 먹을거리를 보면 그 사회가 건강한 사회인지, 병들고 부패한 사회인지를 가늠할 수 있다고 생각한다. 우리 아이들이 좋은 음식을 먹고 자랄 수 있도록 제대로 된 정책이 나오기를 고대하고 있다.

현대 문명은 인간에게 편안함을 제공했지만 대신 환경 파괴와 생태
계 교란이라는 부작용을 낳았다. 그리고 그 대가로 각종 질병과 재난
을 얻게 되었다. 아토피 역시 자연이 되돌려준 '작은 복수'가 아닐까
하는 생각이 든다. 그래서 아토피는 자연과 더 가까워질 때, 편안함이
라는 현대 문명을 벗어버릴 때 비로소 나아지기 시작하는 것 아닐까?
승우의 중증 아토피를 낫게 해준 자연건강법은 그 자연에 더 가까워지
게 만드는 건강한 생활 습관이다. 그래서 아토피뿐만 아니라 건강한
삶을 원하는 누구에게나 좋은 결과를 가져다준다. 문명이 가져다준 질
병은 비타민이나 영양제, 항생제와 같은 문명의 이기로만 해결하려고
할 것이 아니라 보다 자연에 가까운 생활로 돌아가는 것이 꼭 필요하
다고 생각한다. 속도와 편리성을 버리고 더 천천히, 더 불편하게 살아
갈 때 인간은 겸손해지고 질병은 우리 곁을 떠나갈 것이다.